JN080810

自分閻魔帳

中山有香里

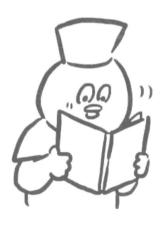

MC メディカ出版

はじめに

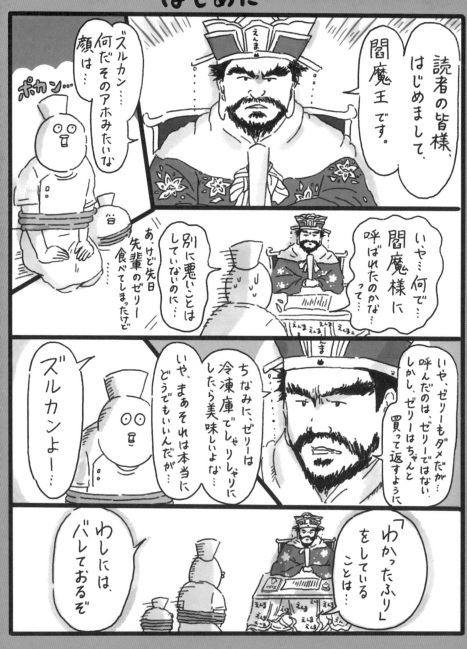

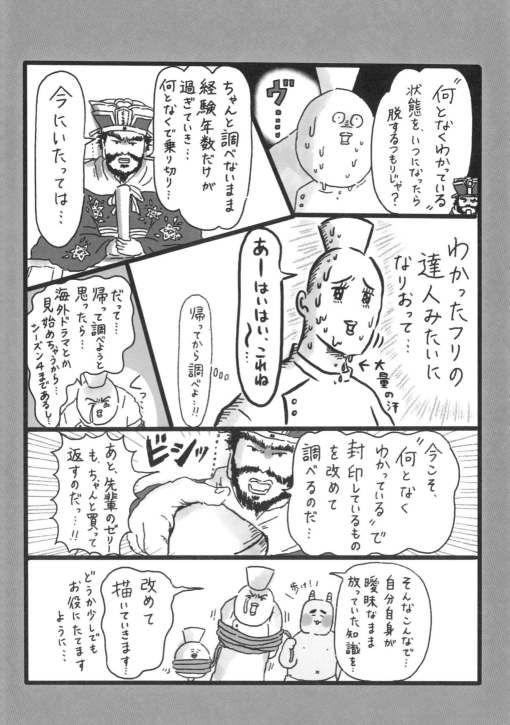

自分閻魔帳

-目次-

そもそも…身体のなかって…どーなってたっけ…? **解剖生理**　9

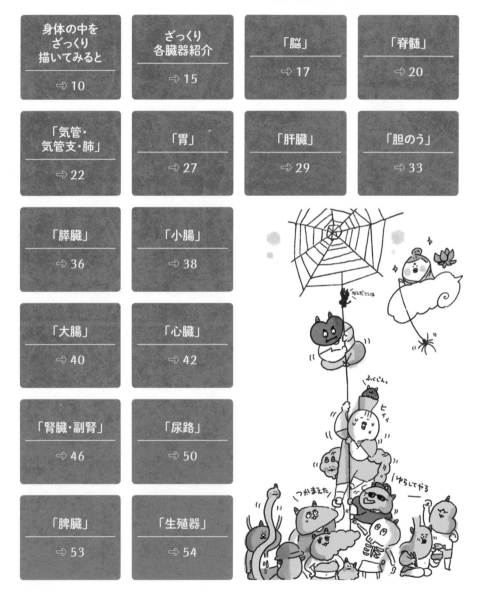

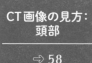
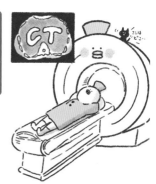
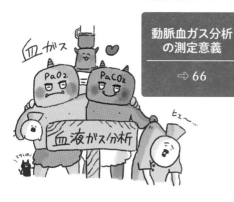
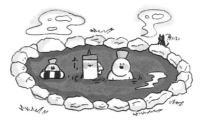

いまさら聞けない…輸血の基本　95

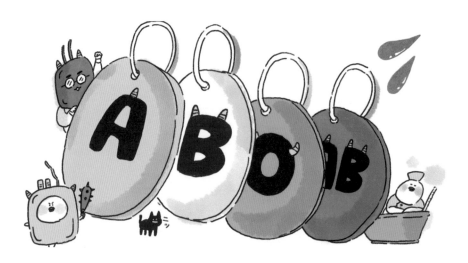

NSAIDsって…? 139

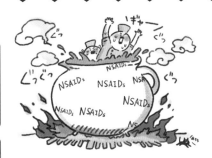

ステロイドの基本のキ 145

漢方薬ツムラ 161

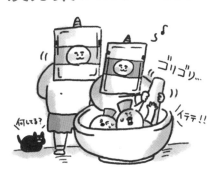

［画像提供］

● p.58「硬膜外血腫」「硬膜下血腫」「くも膜下出血」
　広島大学大学院医系科学研究科脳神経外科学診療講師　岡崎貴仁　先生

● p.63「スタンフォードＡ型」「スタンフォードＢ型」
　高知大学医学部老年病・循環器内科学講座助教　宮川和也　先生

そもそも…
身体のなかって…
どーなってたっけ…？

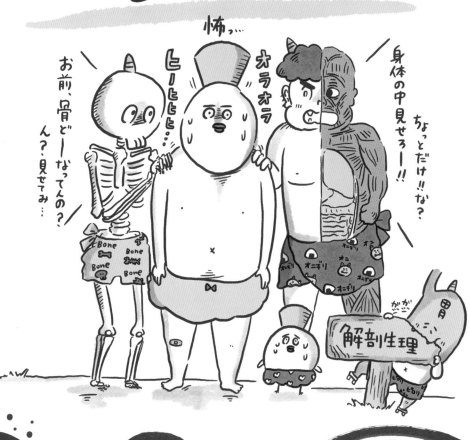

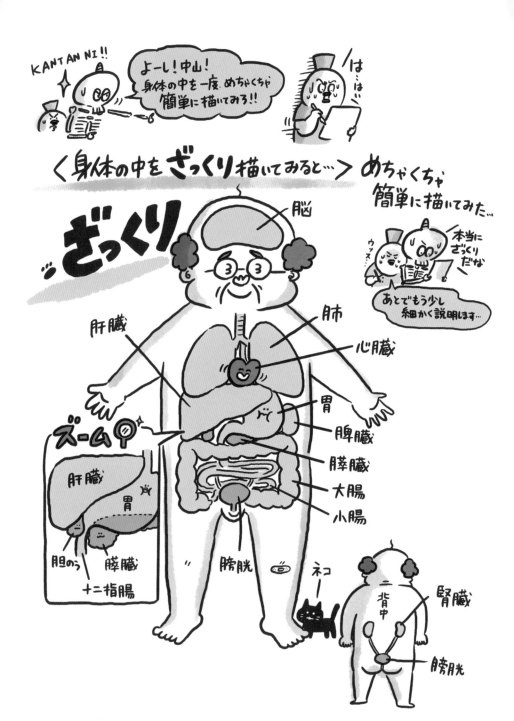

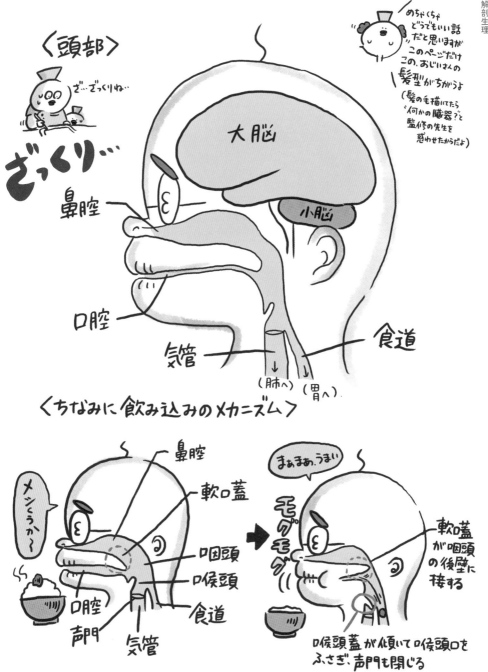

〈頭部〉

ざ…ざっくりね…

ざっくり…

のちゃくちゃどうでもいい話だと思いますがこのページだけこの、おじいさんの髪型がちがうよ（髪の毛描いたら「何かの臓器？」と監修の先生を悪わせたからだよ）

大脳

小脳

鼻腔

口腔

気管

食道

↓（肺へ）↓（胃へ）

〈ちなみに飲み込みのメカニズム〉

メシくうか〜

鼻腔

軟口蓋

咽頭

口腔

喉頭

声門

気管

食道

まぁまぁ、うまい

モグモグ

軟口蓋が咽頭の後壁に接する

喉頭蓋が傾いて喉頭口をふさぎ、声門も閉じる

11

〈腹部〉

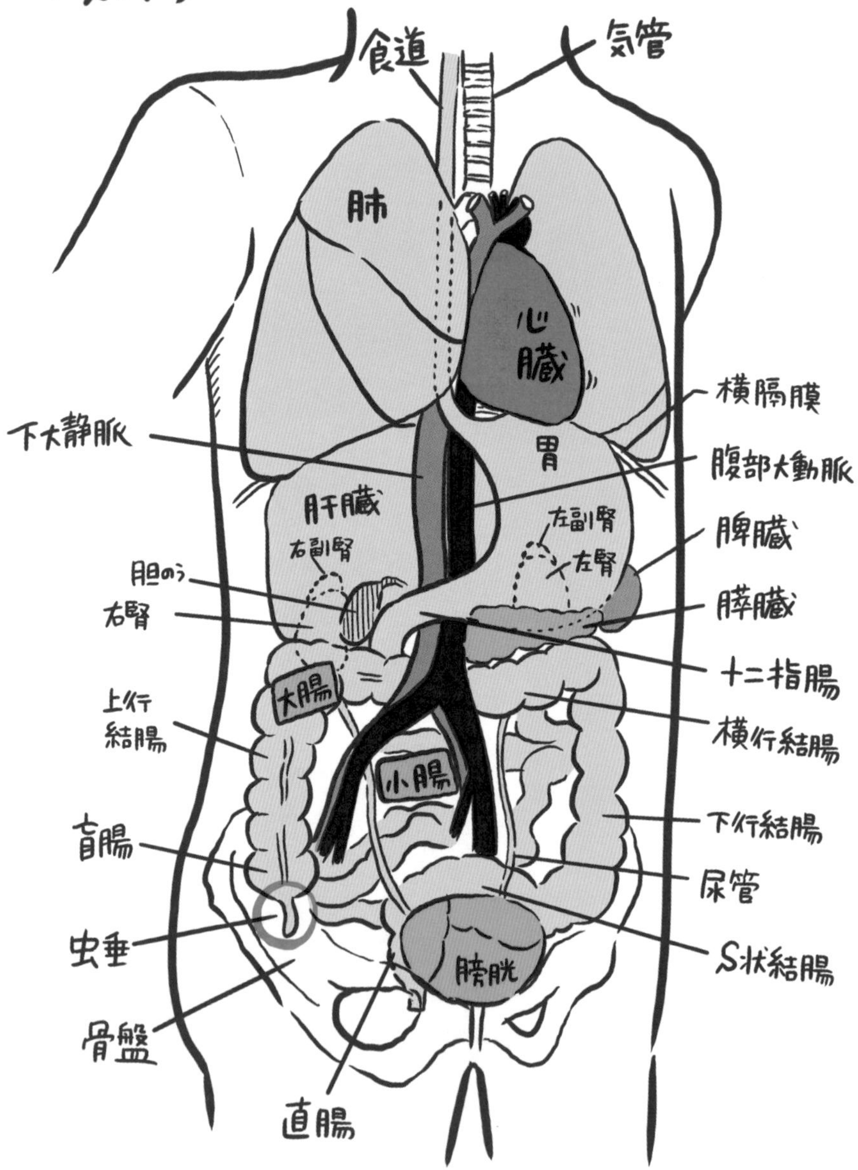

食道
気管
肺
心臓
横隔膜
下大静脈
胃
腹部大動脈
肝臓
脾臓
右副腎
左副腎
膵臓
胆のう
左腎
十二指腸
右腎
大腸
横行結腸
上行結腸
下行結腸
盲腸
小腸
尿管
虫垂
S状結腸
骨盤
膀胱
直腸

12

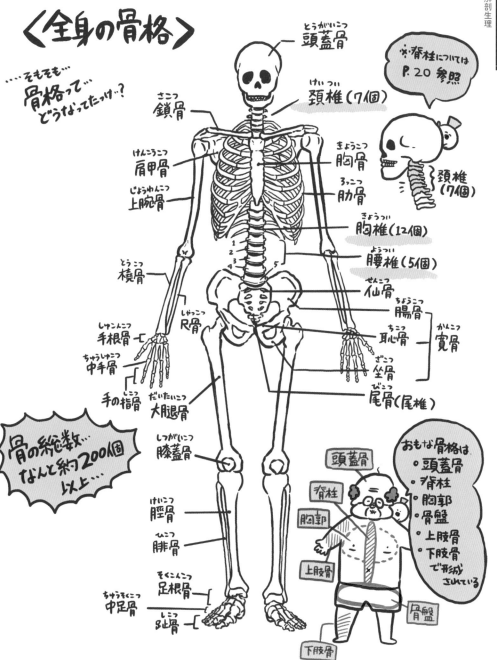

13

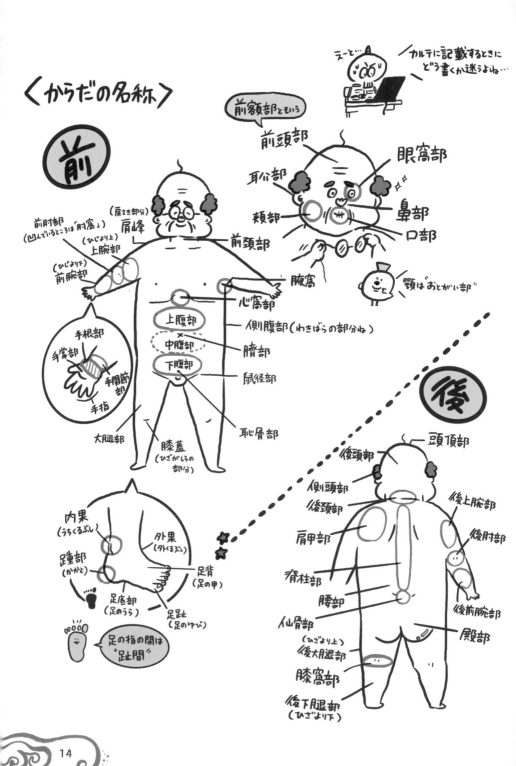

〈からだの名称〉

エーと…

カルテに記載するときに
どう書くか迷うよね…

前

前額部ともいう

前頭部

眼窩部

耳介部

頬部

鼻部

口部

顎は"おとがい部"

(肩さき部分)
肩峰

前肘部
(凹んでいるところは「肘窩」)

(ひじより上)
上腕部

前頸部

(ひじより下)
前腕部

腋窩

心窩部

手根部

手掌部

手関節部

手指

上腹部

中腹部

下腹部

(側腹部(わきばらの部分ね)

臍部

鼠径部

大腿部

膝蓋
(ひざがしらの
部分)

恥骨部

後

内果
(うちくるぶし)

外果
(そとくるぶし)

踵部
(かかと)

足背
(足の甲)

足底部
(足のうら)

足趾
(足のゆび)

足の指の間は
"趾間"

頭頂部

後頭部

側頭部

後頸部

肩甲部

後上腕部

後肘部

脊柱部

腰部

仙骨部

後前腕部

殿部

(ひざより上)
後大腿部

膝窩部

後下腿部
(ひざより下)

14

ざっくり各臓器紹介

脳
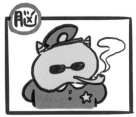
・全身への総司令官

脊髄
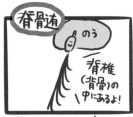
・脳の指令を体の各部位に伝えたり、情報を脳に伝えたりする

肺
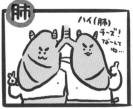
・呼吸によってガス交換を行う

胃
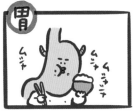
・食物をためて消化する

肝臓
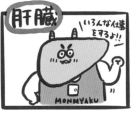
・代謝や胆汁の合成、分泌、有害物質の分解など、さまざまな仕事を行う

胆のう
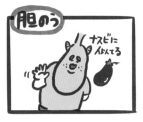
・胆汁(脂肪の消化、吸収を助ける)の貯蔵と送り出し

膵臓
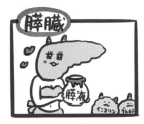
・インスリン、グルカゴンなどの消化管ホルモンを分泌
・膵液(タンパク質を分解する消化液)を分泌する

小腸
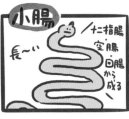
・十二指腸から盲腸に入るまでの管。栄養の消化と吸収を行う

大腸
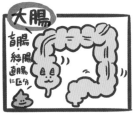
・小腸から送られてきた内容物から水分や電解質を吸収して便を作る

ざっくり各臓器紹介 つづき。

心臓
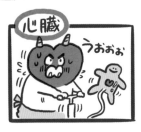
うおおぉ

・全身に血液を送る
生命維持の要

腎臓
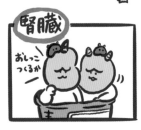
おしっこ
つくるか

・血液を濾過して
尿を作る

副腎
腎臓の上にいます
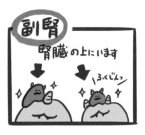
ふくじんっ

・血圧、血糖、水分、塩分量
を正常に保つための
ホルモンを出す

尿路
・尿管
・膀胱
・尿道
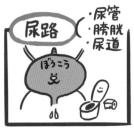
ぼうこう
兄

・腎臓で作られた尿を
膀胱にためて尿道から
体外へ出す

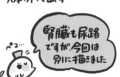
腎臓も尿路
ですが、今回は
別に描きました

脾臓
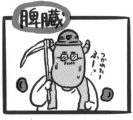
ふられたー

・古い赤血球などの
分解と血液の濾過
・抗体をつくり、体内に入って
きた細菌やウイルスと闘う
（リンパ節と似た働き）

生殖器（男性/女性）
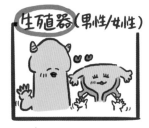

・新しい生命をつくるための
器官

細かい説明は
これから行っていくね…!

16

〈ざっくり！各臓器紹介〉

「脳」

全身の司令塔

・全身の筋や腺に指令を
与える最高中枢で全身の
機能をコントロールする

あれをこーして
こーやっちゃって！！

ピッ

脳

脊骨遁

ビシッ

※上から見ると
大脳
縦裂
で左右に
分かれる

※大脳は
終脳と間脳に
分けることができる

〜 脳の区分 〜

ざっくり!!

大脳
間脳
小脳
脳幹

・大脳 ｛ 終脳（2つの大脳半球）
間脳（視床,視床下部,下垂体,松果体）

・脳幹 （中脳,橋,延骨遁）

・小脳

に区分できる…

もう少し詳しく見ていくと…

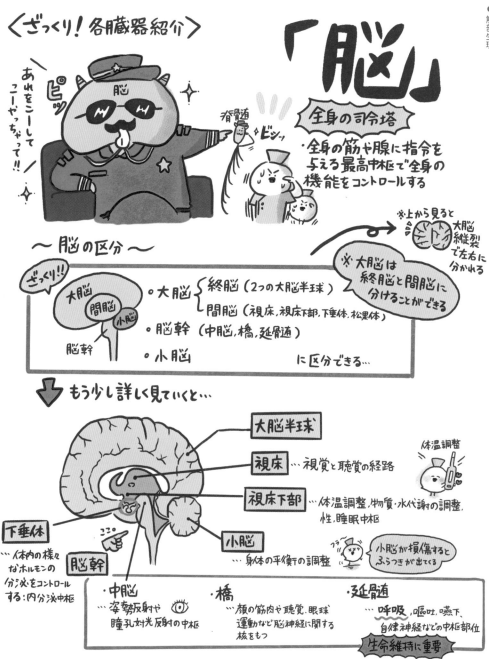

大脳半球

視床 …視覚と聴覚の経路

体温調整

視床下部 …体温調整,物質・水代謝の調整,
性,睡眠中枢

下垂体

…体内の様々
なホルモンの
分泌をコントロール
する:内分泌中枢

ココ→

脳幹

小脳

小脳が損傷すると
ふらつきが出てくる

…身体の平衡の調整

・中脳
…姿勢反射や
瞳孔対光反射の中枢

・橋
…顔の筋肉や聴覚,眼球
運動など脳神経に関する
核をもつ

・延骨遁 …呼吸,嘔吐,嚥下,
自律神経などの中枢部位

生命維持に重要

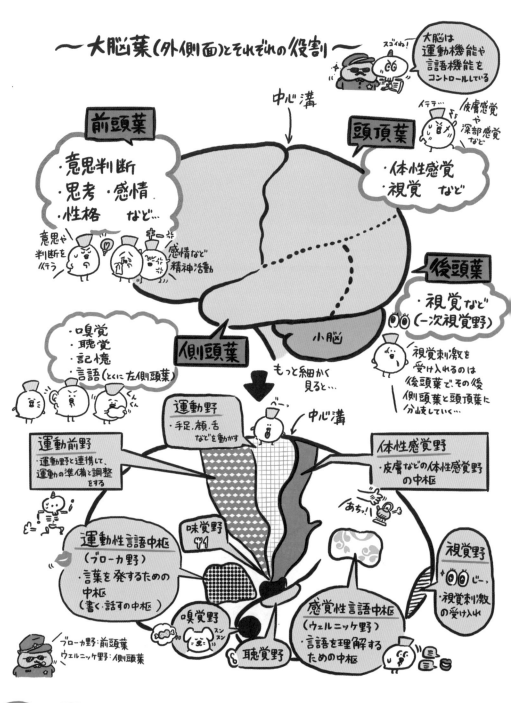

~ 大脳葉（外側面）とそれぞれの役割 ~

大脳は運動機能や言語機能をコントロールしている

中心溝

前頭葉
・意思判断
・思考・感情
・性格　など…

意思や判断を…　感情など精神活動

頭頂葉
皮膚感覚や深部感覚など
・体性感覚
・視覚　など

後頭葉
・視覚など（一次視覚野）
視覚刺激を受け入れるのは後頭葉で、その後側頭葉と頭頂葉に分岐していく…

・嗅覚
・聴覚
・記憶
・言語（とくに左側頭葉）

側頭葉

小脳

もっと細かく見ると…

中心溝

運動野
・手足、顔、舌などを動かす

運動前野
・運動野と連携して、運動の準備と調整をする

体性感覚野
・皮膚などの体性感覚野の中枢

あちっ！

運動性言語中枢
（ブローカ野）
・言葉を発するための中枢（書く・話すの中枢）

味覚野

視覚野
・視覚刺激の受け入れ

嗅覚野

感覚性言語中枢
（ウェルニッケ野）
・言語を理解するための中枢

聴覚野

ブローカ野：前頭葉
ウェルニッケ野：側頭葉

゛゛゛ ゆる一く脳についてまとめてみた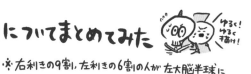

※右利きの9割、左利きの6割の人が左大脳半球に
言語の中枢があるとされている

脳

大脳

小脳

脳幹

大脳 (間脳と終脳)

・送られてきた情報を識別し、
運動・感覚・言語・視覚・感情など
の重要な機能の中枢を持つ

・動く ・痛いなどの感覚 ・視覚 ・感情 ・話すなど…

脳幹

・中脳、橋、延骨道から成る

・中脳は瞳孔対光反射や
輻輳反射、視力のピント調整
と聴覚にとって重要

 パーキンソン病にかかわる黒質※がある

・橋には、三叉神経、外転神経、
顔面神経、聴神経(の一部)
の神経核という
神経の中継地点がある

「聴神経」のうち「前庭神経」だけが、橋に神経核がある

顔の筋肉や眼球
運動などにかかわる

・延骨道には、
呼吸、循環、嚥下の
中枢が存在!!

生命維持に超重要!

小脳

・運動系の統合的な調整をする
(内耳からの平衡感覚、脊骨道からの体性感覚など…)

・平衡感覚 ・運動時の力の入れ具合の調整など

※黒質は、中脳にある神経
細胞でドーパミンを作る
ドーパミンは体の動きなどを調整する

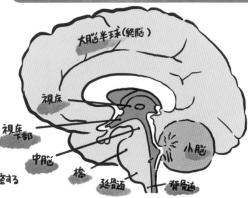

大脳半球(終脳)

視床

視床下部

中脳

橋

延骨道

脊骨道

小脳

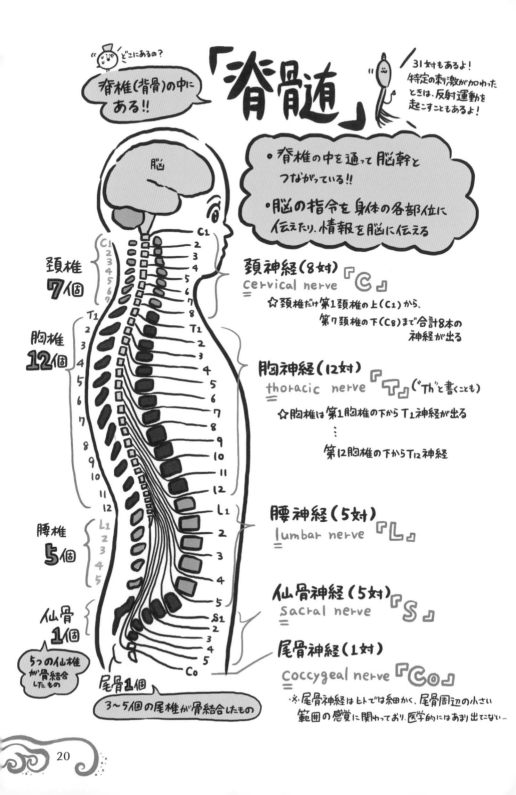

「脊骨道」

どこにあるの？
脊椎（背骨）の中にある!!

31対もあるよ！特定の刺激が加わったときは、反射運動を起こすこともあるよ！

脳

- 脊椎の中を通って脳幹とつながっている!!
- 脳の指令を身体の各部位に伝えたり、情報を脳に伝える

頚椎 **7個**

胸椎 **12個**

腰椎 **5個**

仙骨 **1個**
5つの仙椎が骨結合したもの

尾骨1個
3〜5個の尾椎が骨結合したもの

C1 2 3 4 5 6 7
T1 2 3 4 5 6 7 8 9 10 11 12
L1 2 3 4 5

C1 2 3 4 5 6 7 8
T1 2 3 4 5 6 7 8 9 10 11 12
L1 2 3 4 5
S1 2 3 4 5
Co

頚神経（8対）『C』
cervical nerve
☆頚椎だけ第1頚椎の上（C1）から、第7頚椎の下（C8）まで合計8本の神経が出る

胸神経（12対）『T』（"Th"と書くことも）
thoracic nerve
☆胸椎は第1胸椎の下からT1神経が出る
　　　　：
第12胸椎の下からT12神経

腰神経（5対）『L』
lumbar nerve

仙骨神経（5対）『S』
sacral nerve

尾骨神経（1対）『Co』
coccygeal nerve
※尾骨神経はヒトでは細かく、尾骨周辺の小さい範囲の感覚に関わっており、医学的にはあまり出てない…

〈神経障害と影響〉 ざっくりした絵で説明 すると…

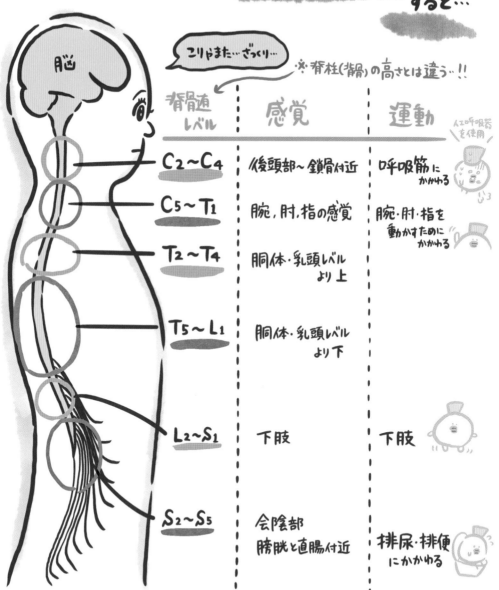

脳

こりゃまた…ざっくり…

※脊柱(背骨)の高さとは違う‥!!

脊髄 レベル	感覚	運動
C₂〜C₄	後頭部〜鎖骨付近	呼吸筋に かかわる 人工呼吸器 を使用
C₅〜T₁	腕,肘,指の感覚	腕・肘・指を 動かすために かかわる
T₂〜T₄	胴体・乳頭レベル より上	
T₅〜L₁	胴体・乳頭レベル より下	
L₂〜S₁	下肢	下肢
S₂〜S₅	会陰部 膀胱と直腸付近	排尿・排便 にかかわる

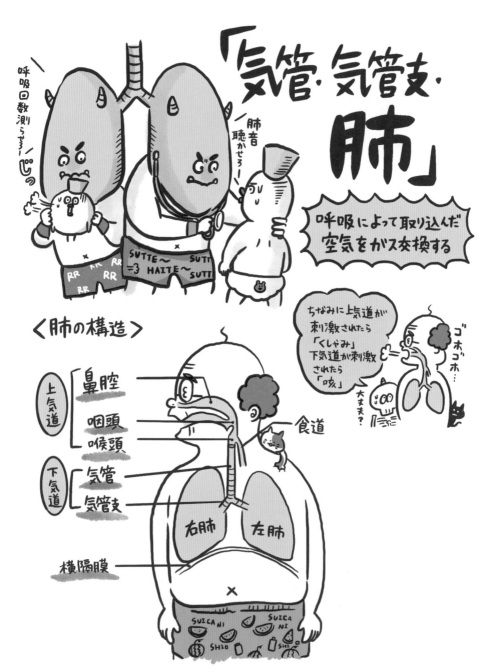

「気管・気管支・肺」

呼吸によって取り込んだ
空気をガス交換する

呼吸回数測らせて〜

肺音
聴かせろ〜！

SUTTE〜 SUTTI
=3 HAITE〜 SUTTI

RR RR
RR RR

ちなみに上気道が
刺激されたら
「くしゃみ」
下気道が刺激
されたら
「咳」

ゴホゴホ…

大丈夫？

＜肺の構造＞

上気道	鼻腔
	咽頭
	喉頭
下気道	気管
	気管支

食道

右肺　左肺

横隔膜

SUICA NI
SUICA NI
SHIO
SHI

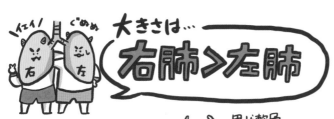

大きさは…
右肺＞左肺

肺尖

甲状軟骨
輪状軟骨

気管

右肺 3葉

左肺 2葉

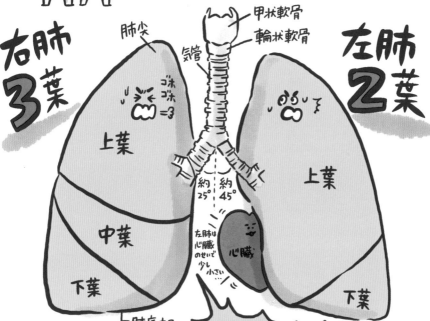

上葉

上葉

約25° 約45°

中葉

左肺は心臓のせいで少し小さい…

心臓

下葉

下葉

肺底部

挿管時も肺の片肺換気になっていないか注意

あらー

右気管支のほうが、
太く・短く・気管から直線に近い!
異物は 右気管支に入りやすい!!

気管支

・右肺
→葉気管支3本
・左肺
→葉気管支2本

酸素送るぞー

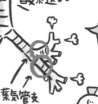

葉気管支

気管は葉気管支として、それぞれの肺区域に酸素を送る区域気管に分かれる

その区域担当の気管支…っていうイメージ

〈肺区域とは…？〉

・気管支は 葉気管支から区域気管支に分かれ、区域気管支は一定の領域にだけ広がる

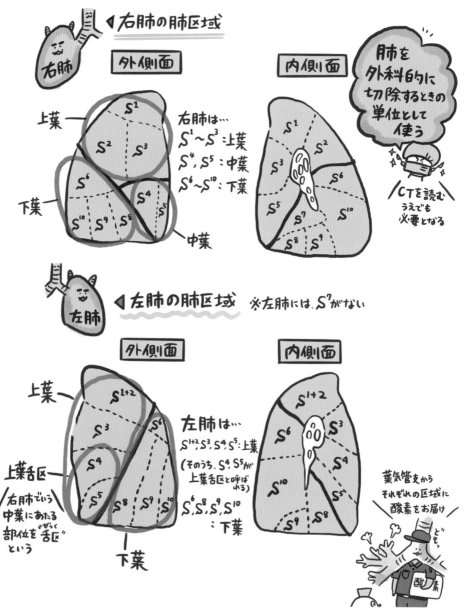

◀右肺の肺区域

右肺

外側面

内側面

肺を外科的に切除するときの単位として使う

CTを読むうえでも必要となる

上葉

右肺は…
$S^1 \sim S^3$：上葉
S^4, S^5：中葉
$S^6 \sim S^{10}$：下葉

下葉

中葉

◀左肺の肺区域　※左肺には、S^7がない

左肺

外側面

内側面

上葉

左肺は…
S^{1+2}, S^3, S^4, S^5：上葉
（そのうち、S^4, S^5が上葉舌区と呼ばれる）
S^6, S^8, S^9, S^{10}：下葉

上葉舌区

右肺でいう中葉にあたる部位を"舌区"という

下葉

葉気管支からそれぞれの区域に酸素をお届け

どうも

酸素

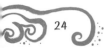

〈肺がんの手術となったら〉

腫瘍のサイズ,位置,ステージによって切除方法が変わる

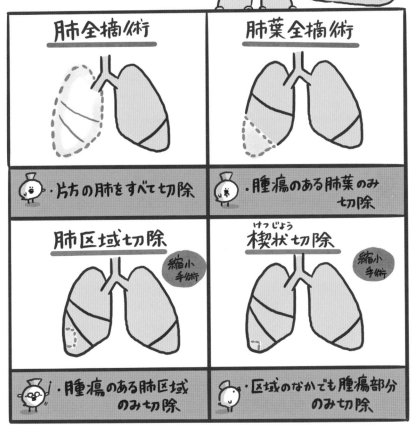

肺全摘術	肺葉全摘術
・片方の肺をすべて切除	・腫瘍のある肺葉のみ切除
肺区域切除（縮小手術）	楔状（けつじょう）切除（縮小手術）
・腫瘍のある肺区域のみ切除	・区域のなかでも腫瘍部分のみ切除

「縮小手術」っていうのは
リンパ節転移がない早期のがんの患者さんで、
肺葉の一部を切除して、呼吸機能をできるだけ残す
（また、心疾患のある高齢の患者さんも対象になることがある）

負担を少なくするため…

★ 肺切除とともに、リンパ節を一緒に摘出する「リンパ節郭清」を行う

つまり…
全身に張り巡らされたリンパ管.
リンパ液のフィルターの役割をするのが リンパ節！
がん細胞が、リンパ液を流れ、フィルターで引っ掛かり、リンパ節内で増殖する（リンパ節転移）
転移したがん細胞を取り除くために、切除する

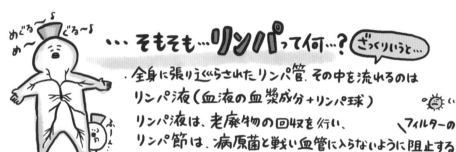

めぐる～♪ ぐる～♪ め～

…そもそも…リンパって何…？ ざっくりいうと…

・全身に張り巡らされたリンパ管. その中を流れるのは
リンパ液（血液の血漿成分＋リンパ球）
リンパ液は、老廃物の回収を行い、 フィルターの役割！
リンパ節は、病原菌と戦い血管に入らないように阻止する

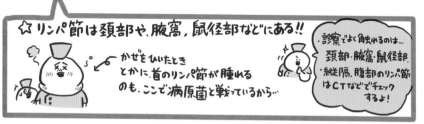

☆リンパ節は頸部や、腋窩, 鼠径部などにある!!

かぜをひいたとき
とかに、首のリンパ節が腫れる
のも、ここで病原菌と戦っているから…

・診察でよく触れるのは…
頸部・腋窩・鼠径部.
・縦隔, 腹部のリンパ節
はCTなどでチェック
するよ！

〈胸膜とは〉

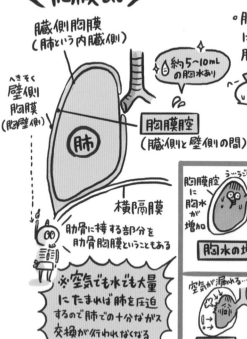

臓側胸膜
（肺という内臓側）

約5～10mL
の胸水あり

へきそく
壁側
胸膜
（胸壁側）

肺

胸膜腔
（臓側と壁側の間）

横隔膜

肋骨に接する部分を
肋骨胸膜ということもある

※空気でも水でも大量
にたまれば肺を圧迫
するので肺での十分なガス
交換が行われなくなる

・胸膜腔（臓側胸膜と壁側胸膜の間）
には, 健常成人でも約 **5～10mL** の
胸水がある

胸水が潤滑油のようなはたらき
をして, 2枚の胸膜が
なめらか に動くことができる

しかし

・胸膜に炎症があると（胸膜に近い所の
肺に炎症があるときも）滲出液が増加
して, 胸水が増加する…滲出性胸水という.
（肺がんや, 結核性胸膜炎も）

胸膜腔
に
胸水
が
増加

うーうごけない

胸水の増加

・一方で, 静脈還流がうっ滞したり, 静脈圧が上昇
して, 胸水が増えると漏出性胸水といわれる
（心不全, 肝硬変など）

・外傷や肺のブラ（bulla: 風船のような袋）
が破れるなど, 肺内と胸膜腔の間に
空気が漏れるようになる

空気が漏れる…

気胸

・胸腔内に空気がたまる＝気胸

26

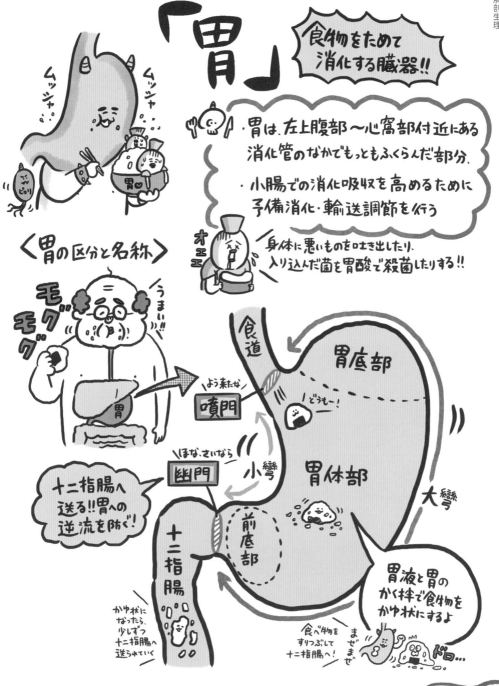

「胃」

食物をためて消化する臓器!!

・胃は、左上腹部〜心窩部付近にある消化管のなかでもっともふくらんだ部分.

・小腸での消化吸収を高めるために予備消化・輸送調節を行う

身体に悪いものを吐き出したり、入り込んだ菌を胃酸で殺菌したりする!!

〈胃の区分と名称〉

うまい!!

モグモグ

胃

食道

ようきたな 噴門

胃底部

どうもー!

ほな,さいなら 幽門

小彎

胃体部

十二指腸へ送る!!胃への逆流を防ぐ!

前庭部

大彎

十二指腸

かゆ状になったら、少しずつ十二指腸へ送られていく

食べ物をすりつぶして十二指腸へ!

胃液と胃のかく拌で食物をかゆ状にするよ

まぜまぜ

ドロ...

27

胃酸のなかでもへっちゃらだい!!

＜ピロリ菌って何？＞

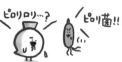

ピロリロリ…？
ピロリ菌!!

＊ "ヘリコバクター・ピロリ菌" は胃粘膜に生息する **細菌!!**
胃・十二指腸潰瘍, 胃炎, 胃がんなどの発生に
かかわっていると考えられ **除菌** が推奨されている

特発性血小板減少症（ITP）にも関与している可能性がある

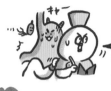

ピロリ菌の除菌には同時に
3種類の薬（制酸剤＋抗菌薬2種類）
を内服するよ！

ちなみに, ピロリ菌は食べ物や唾液を介して幼児期に感染する可能性がある

＜臨床で使う出血に関する言葉＞

・DOAC（直接経口抗凝固薬）や, ワーファリン・バイアスピリン® などの
（広い意味で）抗凝固薬内服中の人が増えており, **出血** に注意

働いていて, "ややこしやぁ…" と思う点

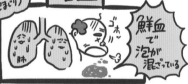

茶色や褐色が多い

吐血

ぐふ…

胃

胃や十二指腸からの出血は胃酸の影響で黒っぽくなることもある

コーヒー色

大量の出血だと鮮血になるよ!!

鮮血（泡混じり）

喀血

ゴホッ

肺

鮮血で泡が混ざっている

・食道, 胃, 十二指腸 からの出血
（肺の病気でもある）

・肺や気管支からの出血を
咳とともに吐き出す

黒っぽい便

くろっぽい

胃酸や細菌の作用で酸化して黒っぽくなる

緊急事態
タール便は上部消化管で大量出血したものが酸化し、黒く・ねっとりして悪臭を放つ…

鮮血の便

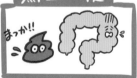

まっか!!

・出血部位が上部消化管
（食道・胃・十二指腸）

・肛門に近い大腸での出血

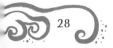

「肝臓」

もはや人体の化学工場や…

オラ、仕事だ!!

解毒作用
造血・壊血
めっちゃ仕事してる…
物質代謝
血液凝固
胆汁生成

重さ1〜1.5kgほどの人体の最大の臓器

胆汁を合成・分泌するほかに最大の代謝器官として重要な臓器

〈肝臓の構造〉

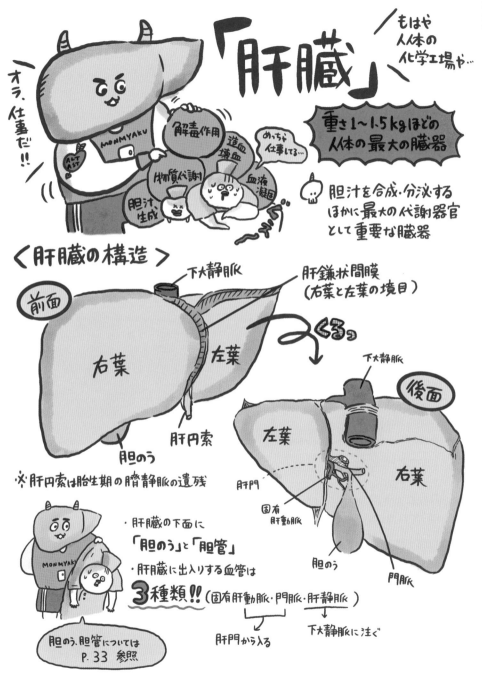

前面

下大静脈

肝鎌状間膜（右葉と左葉の境目）

くるっ

右葉　左葉

肝円索

胆のう

後面

下大静脈

左葉

右葉

肝門

固有肝動脈

胆のう

門脈

※肝円索は胎生期の臍静脈の遺残

・肝臓の下面に「胆のう」と「胆管」

・肝臓に出入りする血管は

3種類!!（固有肝動脈・門脈・肝静脈）

肝門から入る

下大静脈に注ぐ

胆のう、胆管についてはP.33 参照

＜門脈って何…？＞

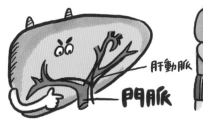

肝動脈

門脈

門脈は太い血管で、腸や脾臓などで栄養をたくさん吸収した血液が門脈から肝臓に入る

栄養 心血液 どーもー！

※門脈は、腸・脾臓・膵臓からやってくる

・"門脈"とは、通常は 肝門脈を指す

じつは、"門脈"は2つの毛細血管網の間にある血管のことで、下垂体や副腎にもあるよ！

肝臓内で門脈血と動脈血が合流したあとに、肝臓内に栄養を分配したり、ガス交換を行う。血液は肝静脈を通って、下大静脈から心臓へ戻っていく。

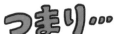

welcome to 肝臓

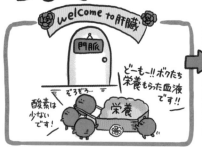

門脈

どーも！！ボクたち栄養もらった血液です！！

ぞろぞろ…

酸素は少ないです！

栄養

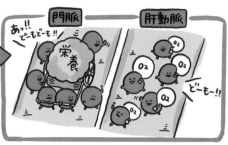

門脈 肝動脈

あっ！！どーもどーも！！

栄養

O_2 O_2 O_2 O_2 O_2

どーもー！！

1 腸などで栄養をたくさんもらった血液たちが 門脈に集まる

（※肝臓を流れる全血液量の約4/5）
約1/5は、肝動脈から。

Thanks

2 肝動脈が酸素に富んだ動脈血を肝臓に送る

・門脈血(PV)の O_2 分圧：46±8mmHg
　　　　　　　O_2 飽和度：78.9±7.9%

・肝動脈は、　O_2 分圧：85±12mmHg
　　　　　　　O_2 飽和度：95.7±2.2%

3 毛細血管を経て、肝臓に酸素や栄養が届く

類洞

じゅわ！（血液は肝静脈を通って、下大静脈から心臓へ戻っていく）

※ 類洞とは？？
・肝臓内の毛細血管は、管腔が広く特殊なため類洞（洞様毛細血管）という

〈肝臓の役割〉

① 『代謝』

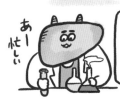

あー忙しい

- グリコーゲンの生成と処理
- アルブミンの生成とアミノ酸の処理
- 脂質代謝
- ホルモン不活化

> アミノ酸は、細胞の構造・機能を担うタンパク質の合成に利用

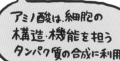

エネルギーのもと

3大栄養素

糖質（炭水化物）、タンパク質、脂質などの栄養素は全身の細胞が利用できる分解産物になり、一部は肝臓に貯蔵される

- 門脈からの血液に…

ブドウ糖（多）→ グリコーゲンとして蓄える

ブドウ糖（少）→ グリコーゲンを分解してブドウ糖に.

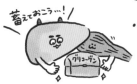

蓄えておこう…!

グリコーゲン

- グルコース（ブドウ糖）を肝臓や骨格筋ではグリコーゲンにして貯蔵している. エネルギー不足になると、分解してグルコースにして使用する

② 『解毒作用』

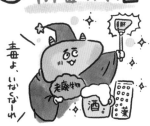

毒よ、いなくなーれ

老廃物 酒 薬

- 血中の薬物やアルコール、老廃物などの有害物質を代謝して無毒化する

③『胆汁生成』

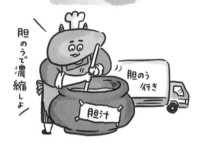

・脂肪の消化に重要な「胆汁」
・1日500〜800mL分泌

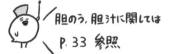
胆のう、胆汁に関しては
P.33 参照

④『血液凝固因子の生成』

※こまかくいうと、これも代謝(合成)の一つ…

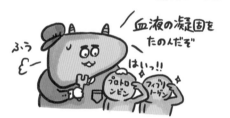

・プロトロンビンやフィブリノーゲンなど
血液凝固因子を生成

※Ⅷ因子は身体中の血管内皮細胞
でつくられる(肝臓中の類洞内皮細胞
でもつくっているが、肝細胞ではつくらない)

ややこしいね!

⑤『(胎児期の)造血機能』

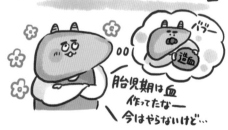

・胎児期に赤血球を生産する。
通常、出生後は造血機能
を失う

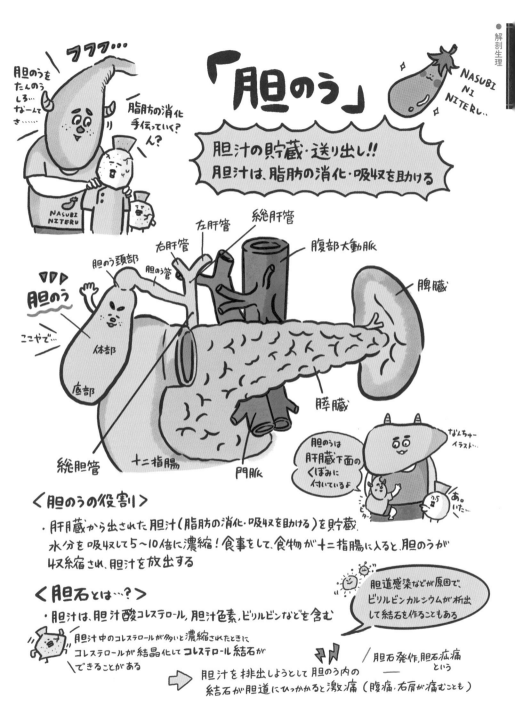

「胆のう」

胆のうを
たのしう
しろ…
なーんて
さ……

フフフ…

脂肪の消化
手伝っていく?

ん?

NASUBI
NITERU

NASUBI
NI
NITERい

胆汁の貯蔵・送り出し!!
胆汁は、脂肪の消化・吸収を助ける

左肝管　総肝管

右肝管　胆のう管

胆のう頚部

腹部大動脈

脾臓

胆のう

ここやで…

体部

底部

総胆管

十二指腸

門脈

膵臓

胆のうは
肝臓下面の
くぼみに
付いているよ

なんちゃー
イラスト

あ。
いた…

<胆のうの役割>

・肝臓から出された胆汁(脂肪の消化・吸収を助ける)を貯蔵
　水分を吸収して5〜10倍に濃縮!食事をして、食物が十二指腸に入ると、胆のうが
　収縮され、胆汁を放出する

<胆石とは…?>

・胆汁は、胆汁酸コレステロール、胆汁色素、ビリルビンなどを含む

胆汁中のコレステロールが多いと濃縮されたときに
コレステロールが結晶化してコレステロール結石が
できることがある

胆道感染などが原因で、
ビリルビンカルシウムが析出
して結石を作ることもある

胆石発作、胆石疝痛
という

胆汁を排出しようとして胆のう内の
結石が胆道にひっかかると激痛(腹痛、右肩が痛むことも)

33

〈胆汁が流れるメカニズム〉

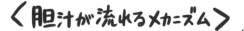

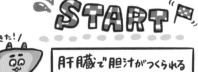

肝臓で胆汁がつくられる

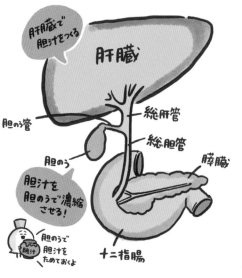

肝臓で胆汁をつくる

肝臓

胆のう管

総肝管

総胆管

膵臓

胆のう

胆汁を胆のうで濃縮させる!

胆のうで胆汁をためておくよ

十二指腸

胆汁の役割は、「脂肪の消化・吸収を助ける」だったね

肝臓から胆のうへ!

総肝管

胆のう管

いらっしゃい

胆汁は
総肝管 → 胆のう管 → 胆のう
に流れる

濃縮～!!

濃縮～

胆のうで水分・電解質を吸収して、約5～10倍に濃縮

何か食べたら…

脂肪を含む食物が十二指腸に入る

グブッ

胆のうから十二指腸へ!

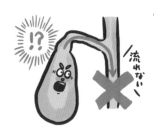

総胆管

出動だー!!

胆汁

胆汁は…
胆のう
↓
胆のう管
↓
総胆管
を通って排出される

〈胆管が閉塞したらどうなる…?〉

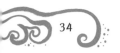

!?

流れない

胆汁が流れないと… どうなる!?

・本来腸へ排出される胆汁が肝臓へ逆流する

⇒「閉塞性黄疸」が生じる

〈胆管が閉塞する原因って…?〉

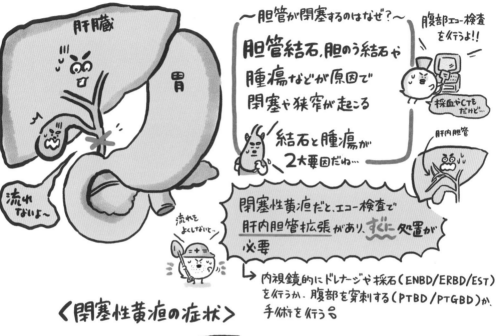

～胆管が閉塞するのはなぜ?～

胆管結石、胆のう結石や腫瘍などが原因で閉塞や狭窄が起こる

結石と腫瘍が2大要因だね…

腹部エコー検査を行うよ!!

採血やCTも だけど…

肝内胆管

閉塞性黄疸だと、エコー検査で肝内胆管拡張があり、すぐに処置が必要

→ 内視鏡的にドレナージや採石(ENBD/ERBD/EST)を行うか、腹部を穿刺する(PTBD/PTGBD)か、手術を行う

〈閉塞性黄疸の症状〉

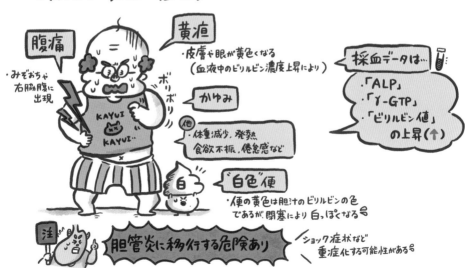

腹痛
・みぞおちや右脇腹に出現

黄疸
・皮膚や眼が黄色くなる（血液中のビリルビン濃度上昇により）

ポリボリ

かゆみ

他
・体重減少、発熱、食欲不振、倦怠感など

採血データは…
・「ALP」
・「γ-GTP」
・「ビリルビン値」の上昇(↑)

"白色"便
・便の黄色は胆汁のビリルビンの色であるが、閉塞により白っぽくなる

注
胆管炎に移行する危険あり

ショック症状など重症化する可能性がある

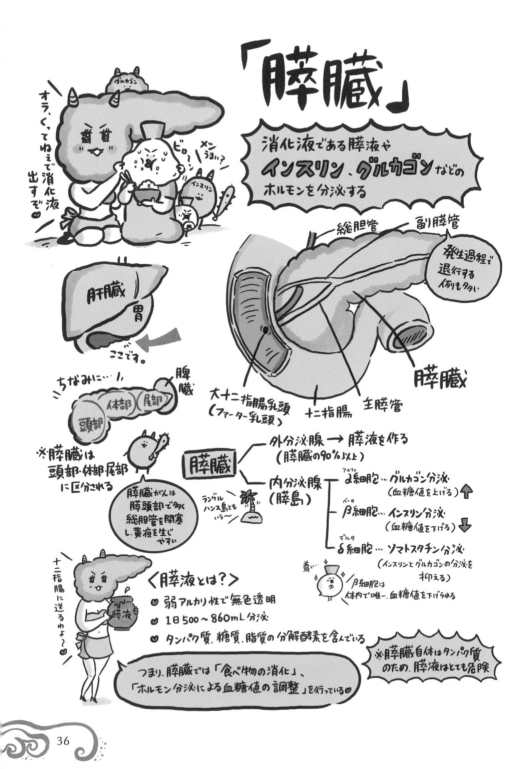

＜急性膵炎って何…？＞

(why?) →※胆石の影響で周囲が腫れるため. 近くの膵管内の圧が上がるため… と考えられている

膵臓がんや膵臓の 損傷が原因になる ことも…

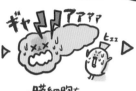

ほとんどは、胆石と、 常習的なアルコール(重度のもの)が原因!! ほかにも自己免疫などさまざまな原因で起こり得る…

オィ…

"原因"…って!? ・膵管内圧の上昇(↑)や、 膵臓の細胞が傷んでいる ・遺伝の影響も あるかもしれないと いわれている…

・何らかの原因で 膵酵素が活性化

・膵細胞を 自己消化… (発症初期は無菌的)

・発症初期から全身に 炎症が波及する

＜急性膵炎の症状＞

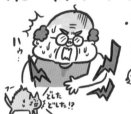

・突然の腹痛 (上腹部の胸骨の下に重度の腹痛)

約50%の人が、背中に突き抜けるような痛み…

・嘔気, 嘔吐
・発熱

タンパク質などを分解する 膵液と← タンパク質でできた膵臓

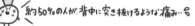

どした どした!?

背中

重症化すると 意識障害, ショック状態に なることもある… (約20%が重症膵炎)

フラ…

おそろしい…

ざっくり… ＜糖尿病とは…？＞

オレたちの 膵島だ!!

インスリン

グルカゴン

ランゲル ハンス島

・糖尿病は、「インスリンの分泌不足」と「インスリン 抵抗性」のバランスで起こる代謝異常

インスリン欠乏→血糖値(↑),インスリン過剰→血糖値(↓)

※糖尿病 → diabetes mellitus (DM)

ラテン語です

食事療法・運動療法・薬物療法 があり、 インスリン療法では、インスリンの種類に よって作用時間が違うので医師の 指示に従って投与する

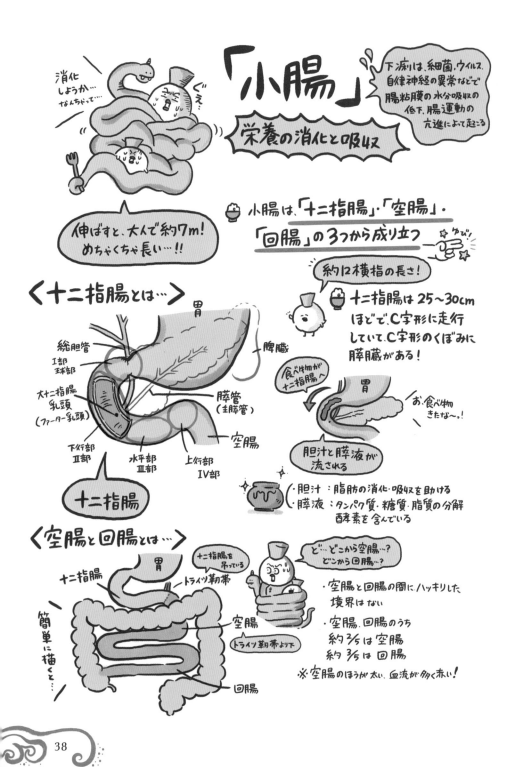

「小腸」

栄養の消化と吸収

消化しょうか…なんちゃって…

ぐえ…

下痢は、細菌・ウイルス・自律神経の異常などで腸粘膜の水分吸収の低下、腸運動の亢進によって起こる

小腸は「十二指腸」・「空腸」・「回腸」の3つから成り立つ

伸ばすと、大人で約7m!めちゃくちゃ長い…!!

約12横指の長さ!

十二指腸は25〜30cmほどで、C字形に走行していて、C字形のくぼみに膵臓がある!

〈十二指腸とは…〉

胃
膵臓
総胆管
Ⅰ部
球部
大十二指腸乳頭
(ファーター乳頭)
膵管(主膵管)
空腸
下行部
Ⅱ部
水平部
Ⅲ部
上行部
Ⅳ部

十二指腸

食べ物が十二指腸へ

胃

お食べ物きたな〜っ!

胆汁と膵液が流される

・胆汁:脂肪の消化・吸収を助ける
・膵液:タンパク質・糖質・脂質の分解酵素を含んでいる

〈空腸と回腸とは…〉

胃
十二指腸
十二指腸を吊っている
トライツ靭帯
空腸
トライツ靭帯より下
回腸

簡単に描くと…

ど…どこから空腸…?どこから回腸…?

・空腸と回腸の間に、ハッキリした境界はない
・空腸・回腸のうち約2/5は空腸約3/5は回腸
※空腸のほうが太い、血流が多く赤い!

38

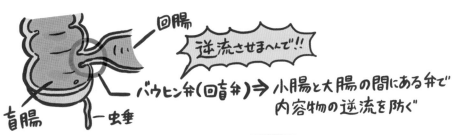

回腸

逆流させまへんで!!

バウヒン弁(回盲弁)→ 小腸と大腸の間にある弁で
内容物の逆流を防ぐ

盲腸　虫垂

〈腸間膜って何…?〉

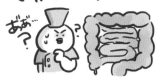

あぶ…?

簡単にいうと…
小腸と大腸の一部を包み込む薄い膜

・後腹膜からのびた腸間膜が
腸管を包み込み、小腸や大腸を
つなぎ止めている

・腸間膜には、動静脈・リンパ管・神経が
通っている

ざっくりした絵…

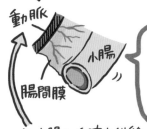

動脈

小腸

腸間膜

空腸・回腸は、腸間膜により後腹膜とゆるく
つながっていて、(間膜が長い)自由に動けるため
蠕動運動ができる
┌十二指腸は後腹膜に付着
└して動かない

※ 小腸に血液を供給
しているのは、腹部大動脈から分かれた
上腸間膜動脈の枝 → 幹動脈 —— 辺縁動脈 → 直動脈と枝分かれしていく
(回腸動脈や空腸動脈)　　　　　　　　　　　　ちょくどうみゃく

〈小腸の役割〉

1mm前後の小突起

糜粥とは胃の中で消化されて
粥状になったもの

・食物(糜粥)を移送する蠕動運動　　肛門側へ送る
・混和する分節運動　　　　　　一定区間で収縮・弛緩を
　　　　　　　　　　　　　　　　くり返してまぜる
→ 糜粥は消化液とよ——く混和されて、
栄養素が吸収されやすくなる

消化・吸収は小腸で行い、大腸に残渣が送られる

小腸の粘膜には
「絨毛」がたくさんあって、
小腸の吸収面積を
広げている

ふー…
消化OK!

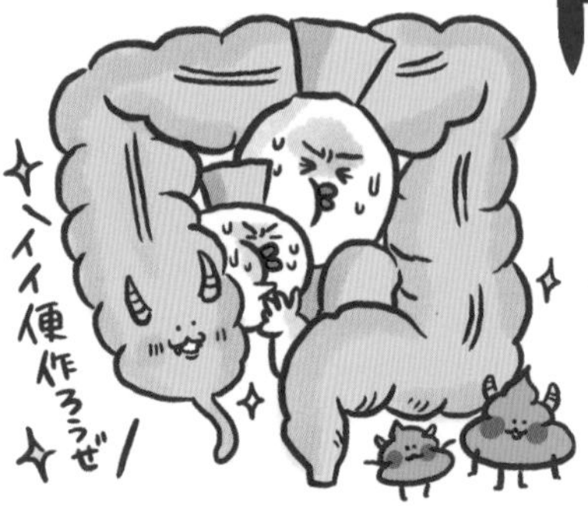

「大腸」

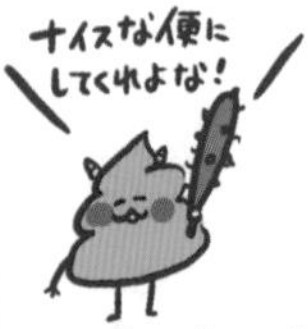

ナイスな便にしてくれよな！

イイ便作ろうぜ！

小腸で消化吸収された食物から水分などを吸収して便を作る

長さ約1,5m

〈大腸の構造〉

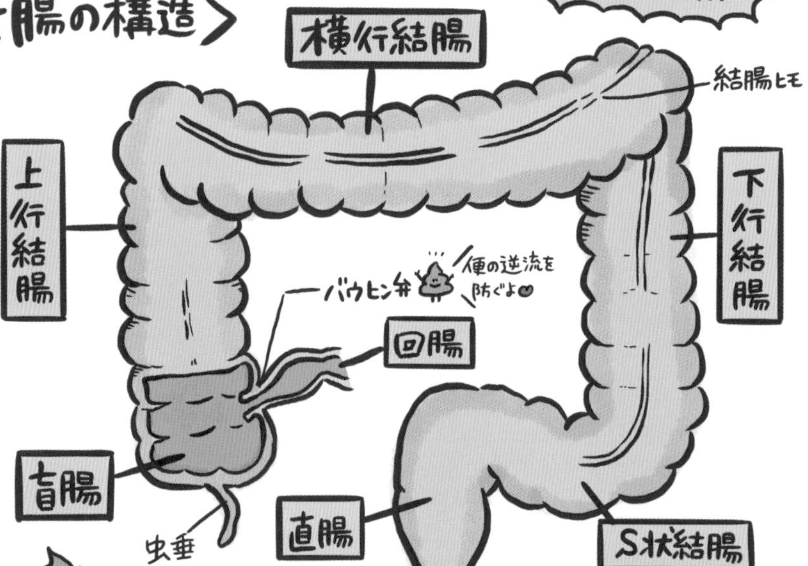

横行結腸

結腸ヒモ

上行結腸

下行結腸

バウヒン弁　便の逆流を防ぐよ

回腸

盲腸

虫垂

直腸

S状結腸

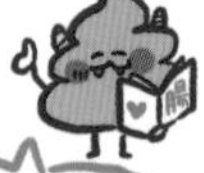

大腸は
盲腸・結腸・直腸
からなる

↓

★上行・横行・下行・S状
結腸の4部

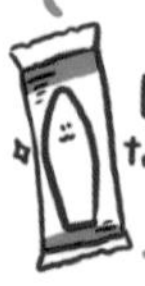

直腸は
静脈叢が
あり、吸収速度が
速くなるので
即効性を求める薬剤
などは座薬として肛門
から挿入する！

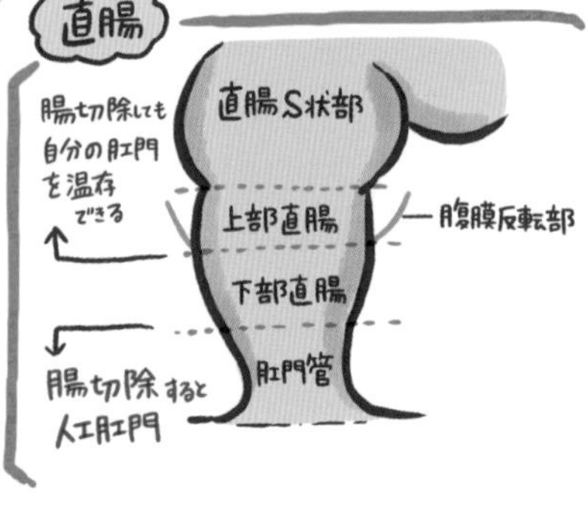

直腸

腸切除しても自分の肛門を温存できる

直腸S状部

上部直腸

腹膜反転部

下部直腸

肛門管

腸切除すると人工肛門

〈排便のメカニズム〉

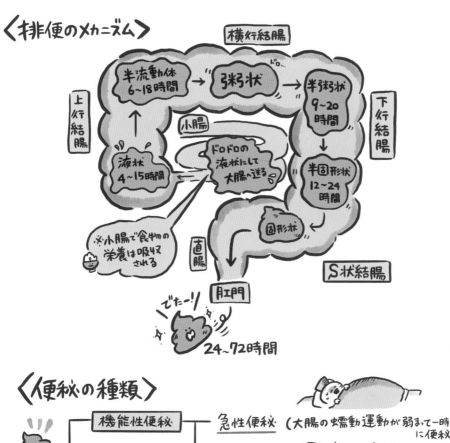

横行結腸

半流動体 6~18時間 → 粥状 → 半粥状 9~20時間

上行結腸

小腸

ドロドロの液状にして大腸へ送る

液状 4~15時間

下行結腸

半固形状 12~24時間

※小腸で食物の栄養は吸収される

直腸

固形状

S状結腸

肛門

でた〜!!

24〜72時間

〈便秘の種類〉

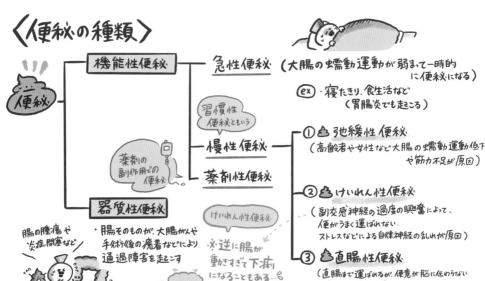

便秘

機能性便秘 — 急性便秘(大腸の蠕動運動が弱まって一時的に便秘になる)
ex) ・寝たきり,食生活など(胃腸炎でも起こる)

習慣性便秘ともいう

慢性便秘

薬剤の副作用での便秘

薬剤性便秘

器質性便秘

腸の腫瘍や炎症閉塞など

・腸そのものが,大腸がんや手術後の癒着などにより通過障害を起こす

けいれん性便秘

※逆に腸が動きすぎて下痢になることもある…

① 弛緩性便秘(高齢者や女性など大腸の蠕動運動低下や筋力不足が原因)

② けいれん性便秘(副交感神経の過度の興奮によって,便がうまく運ばれない。ストレスなどによる自律神経の乱れが原因)

③ 直腸性便秘(直腸まで運ばれるが,便意が脳に伝わらない浣腸の乱用,便意の我慢が原因)

41

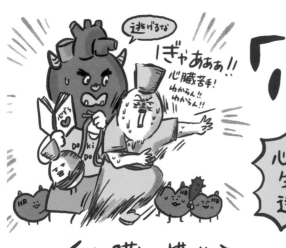

「心臓」

心筋という筋肉でできた
生命維持の要!!全身に血液を
送るポンプの役割

〈心臓の構造〉

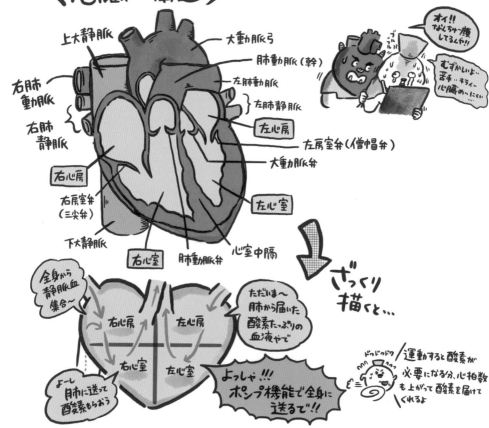

上大静脈

右肺動脈

右肺静脈

右心房

右房室弁（三尖弁）

下大静脈

右心室　肺動脈弁　心室中隔

大動脈弓

肺動脈（幹）

左肺動脈

左肺静脈

左心房

左房室弁（僧帽弁）

大動脈弁

左心室

ざっくり描くと…

全身から静脈血集合〜

右心房　左心房

右心室　左心室

ただいま〜肺から届いた酸素たっぷりの血液やで

よっしゃ!!!ポンプ機能で全身に送るで!!

よーし肺に送って酸素をもらおう

運動すると酸素が必要になる分、心拍数も上がって酸素を届けてくれるよ

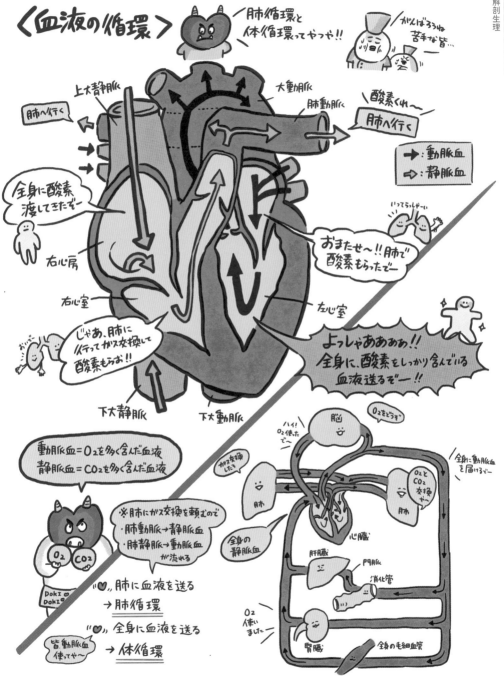

〈心臓の血管〉 ～冠状動脈の走行（基本形）～

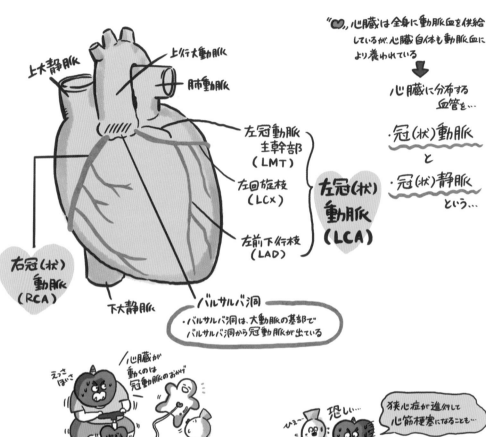

上大静脈

上行大動脈

肺動脈

左冠動脈
主幹部
（LMT）

左回旋枝
（LCx）

左前下行枝
（LAD）

左冠(状)
動脈
（LCA）

右冠(状)
動脈
（RCA）

下大静脈

バルサルバ洞
・バルサルバ洞は、大動脈の基部で
バルサルバ洞から冠動脈が出ている

"❤"心臓は全身に動脈血を供給
しているが、心臓自体も動脈血に
より養われている

⬇

心臓に分布する
血管を…

・冠(状)動脈

と

・冠(状)静脈

という…

心臓が
動くのは
冠動脈のおかげ

えっさ
ほいさ

心ぞう

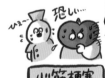

狭心症が進行して
心筋梗塞になることも…

ひえー

恐しい…

心筋梗塞

〈狭心症と心筋梗塞の違いは？〉

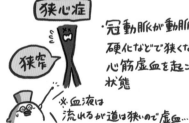

狭心症

狭窄

・冠動脈が動脈
硬化などで狭くなり、
心筋虚血を起こした
状態

※血液は
流れるが道は狭いので虚血…

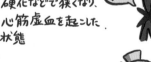

閉塞

・狭心症のときよりもさらに狭くなり、
完全に血管がふさがった状態
（血栓で詰まることもあるよ）

※閉塞により
心筋が壊死する…

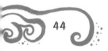

〈心臓の拍動〉

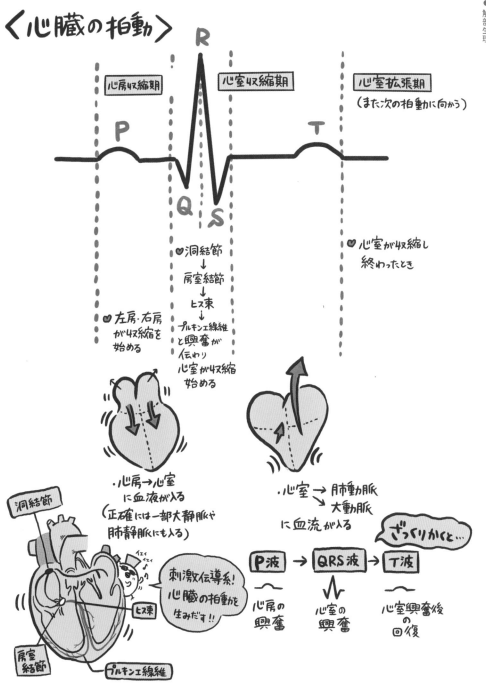

心房収縮期　心室収縮期　心室拡張期
（また次の拍動に向かう）

P　R　T　Q　S

♥左房・右房が収縮を始める

♥洞結節
↓
房室結節
↓
ヒス束
↓
プルキンエ線維
と興奮が
伝わり
心室が収縮
始める

♥心室が収縮し
終わったとき

・心房→心室
に血液が入る
（正確には一部大静脈や
肺静脈にも入る）

・心室→肺動脈
　　　大動脈
に血流が入る

洞結節

ヒス束

房室結節　プルキンエ線維

刺激伝導系！
心臓の拍動を
生みだす!!

ざっくりかくと…

P波 → QRS波 → T波

心房の
興奮　心室の
興奮　心室興奮後
の
回復

45

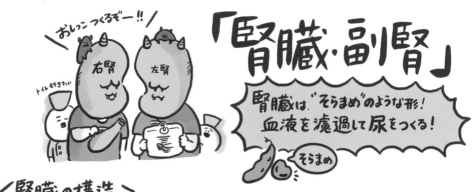

「腎臓・副腎」

おしっこつくるぞー!!

右腎　左腎

トイレ行きたい

腎臓は"そらまめ"のような形!
血液を濾過して尿をつくる!

そらまめ

＜腎臓の構造＞

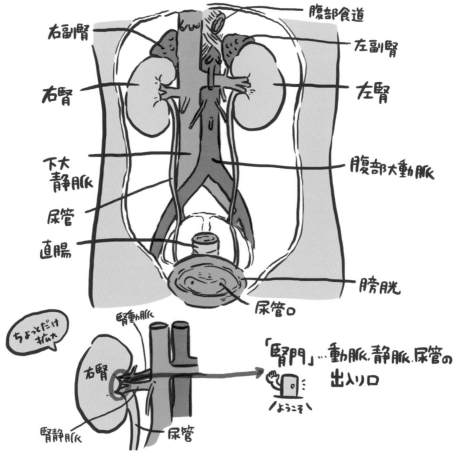

右副腎

右腎

下大
静脈

尿管

直腸

腹部食道

左副腎

左腎

腹部大動脈

膀胱

尿管口

ちょっとだけ
拡大

腎動脈

右腎

腎静脈　尿管

「腎門」…動脈、静脈、尿管の
　　　出入り口

ようこそ

〈腎臓の役割〉

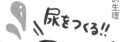

尿をつくる!!

わかる？

わかんない…

体内の水分量や内部の環境を一定に保つために、尿をつくって体内の不要なもの、有害なものを体外に排泄する仕事!!

〜腎臓の仕事〜

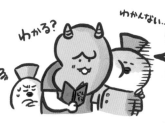

尿をつくって調整

①「不要な老廃物（窒素成分やクレアチニンなど）の排出」

→ これができないと尿毒症物質がたまるので、尿毒症になる

②「電解質と酸・塩基バランスを整える」

→ これができないと、高カリウム血症、高リン血症や代謝性アシドーシスになる（基本的に酸の摂取量が多いため）

③「体液量を調整する（血圧も調整する）」

→ これができないと、高血圧・心不全の悪化・浮腫が起こる

④「ホルモンをつくる」

ホルモンをつくる ── レニンの分泌 → アンギオテンシンⅡをつくり、体液量や電解質に影響

└ エリスロポエチンの分泌 → 赤血球をつくるのに影響する
　└ ※これができないと腎性貧血になる

⑤「ビタミンDを活性型ビタミンD（ビタミンD₃）に変換する」

→ これができないと骨軟化症や腎性骨異栄養症になる

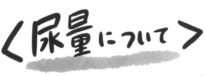

＜尿量について＞

尿量	『成人の尿＝1～1.5L/日』

正常尿量：1,500mL/日（最低尿量 500mL 必要）

乏尿：400mL以下/日

無尿：100mL以下/日

多尿：3,000mL以上/日

頻尿：起床から就寝までの排尿回数が 8回以上

夜間頻尿：夜間、排尿のために起きなければ
いけない症状

尿閉：尿を生成しても膀胱から排尿
できない

膀胱から
出られない
たぷ
たぷ

正常な尿は、
淡黄色～淡黄褐色透明で、
pH4.8～7.5（通常は6.0前後）

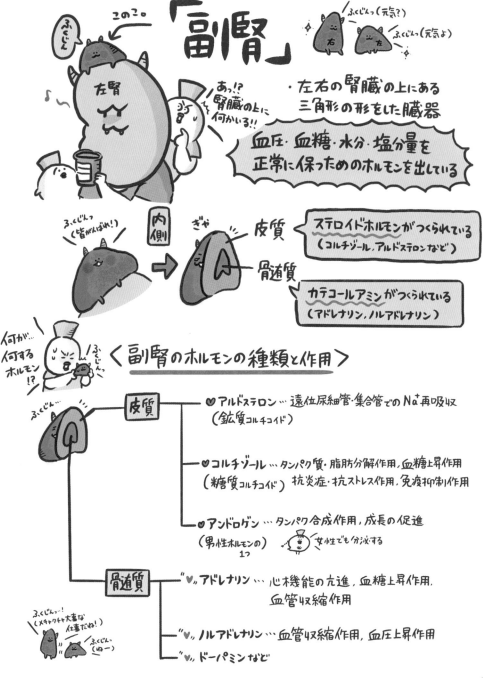

この子。 ふくじん

ふくじんっ（元気？）
右

ふくじんっ（元気よ）
左

「副腎」

左腎

あっ!?
腎臓の上に
何かいる!!

・左右の腎臓の上にある
三角形の形をした臓器

血圧・血糖・水分・塩分量を
正常に保つためのホルモンを出している

ふくじんっ（皆がんばれ!）

内側

ぎゃ

皮質

髄質

ステロイドホルモンがつくられている
（コルチゾール、アルドステロンなど）

カテコールアミンがつくられている
（アドレナリン、ノルアドレナリン）

何が…
何する
ホルモン
!?

ふくじん…

〈副腎のホルモンの種類と作用〉

皮質

♥アルドステロン…遠位尿細管・集合管での Na^+ 再吸収
（鉱質コルチコイド）

♥コルチゾール…タンパク質・脂肪分解作用, 血糖上昇作用
（糖質コルチコイド） 抗炎症・抗ストレス作用, 免疫抑制作用

♥アンドロゲン…タンパク合成作用, 成長の促進
（男性ホルモンの1つ）　女性でも分泌する

髄質

"♥"アドレナリン…心機能の亢進, 血糖上昇作用,
血管収縮作用

ふくじんっ!
（メチャクチャ大事な
仕事だね!）

ふくじん
（ねー）

"♥"ノルアドレナリン…血管収縮作用, 血圧上昇作用

"♥"ドーパミンなど

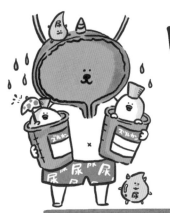

「尿路」

尿管, 膀胱, 尿道

※尿路には腎臓も含まれますが、今回は別に説明します

・腎臓でつくられた尿は尿管から膀胱へ！たまった膀胱内の尿は尿道から体外へ排泄される

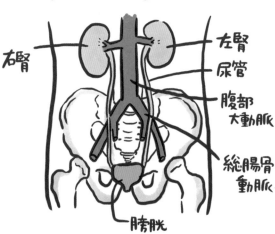

腎臓 ふーっ おしっこできた → そーれー ・尿管から膀胱へ送る → たまった 逆膀胱 ・膀胱で貯留 → バイバイ ・尿道から排泄

〈膀胱の位置〉

右腎

左腎
尿管
腹部大動脈
総腸骨動脈
膀胱

NANAME〜

尿管が膀胱壁を斜めに貫くことで、膀胱内に尿がたまっても膀胱壁内の尿管が圧迫されて**逆流が起こりにくい**

腎〜膀胱＝尿管
膀胱〜外＝尿道

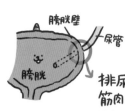

膀胱壁
尿管
膀胱

排尿時、筋肉が収縮して尿管への逆流を防ぐ

50

〈膀胱の構造〉

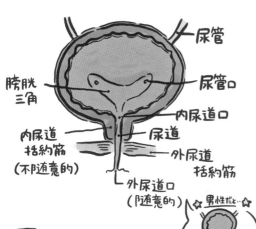

- 尿管
- 尿管口
- 内尿道口
- 尿道
- 外尿道括約筋
- 外尿道口（随意的）
- 膀胱三角
- 内尿道括約筋（不随意的）

膀胱の容量 = 600mLぐらい
（200mLほど尿がたまるとトイレに行きたくなる）

膀胱の後方には…

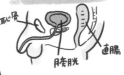
ざっくり描くと…

▶ 男性なら "直腸" がある

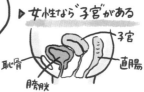
- 恥骨
- 膀胱
- 直腸

▶ 女性なら "子宮" がある

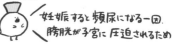
- 子宮
- 直腸
- 恥骨
- 膀胱

妊娠すると頻尿になる一因.
膀胱が子宮に圧迫されるため

尿道の長さ

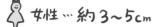

- 男性… 約16〜20cm
- 女性… 約3〜5cm

☆ 男性だと… ☆
前立腺がある

ヒエ〜
女性の尿道は約3〜5cmで、
男性よりも **膀胱炎** や **尿路感染症** を起こしやすかったね!!

〈尿失禁の種類〉

 腹圧性尿失禁 ← 女性の尿失禁で一番多い♡

・骨盤底筋群（尿道括約筋を含む骨盤底の筋肉）の衰えなど
腹圧がかかったときに尿が漏れてしまう

・くしゃみ, 咳

・重い荷物を持ったとき

・走ったとき　など…

加齢や出産の影響で起こりやすい…
喘息などのお腹に力が入る行為も骨盤底筋を傷めるらしい…

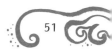

切迫性尿失禁

・急に尿意が出現し、我慢できずに漏れてしまう

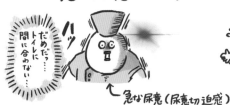

だめだっ…トイレに間に合わない…

ハッ

急な尿意（尿意切迫感）

原因がないのに膀胱が勝手に収縮してしまい、急な尿意になることも多い…
（脳梗塞などが原因になることも…）

 溢流性尿失禁

いつりゅうせい

／尿が溢れる状態…＼

前立腺肥大などが原因で男性に多い♪

・尿が出にくくなる排尿障害（前立腺肥大などによる尿道の閉塞）がある人に起こる
尿が膀胱内にたまるものの、自分で尿が出せず尿道括約筋の限界を超えると少しずつ尿が漏れ出る

ヒエェェ～…

前立腺肥大症や直腸がん、子宮がんの手術後の膀胱周囲の神経の機能低下によって起こる

 機能性尿失禁

くぅ～…

・排尿機能は正常だが、認知症や身体機能の低下
（歩行障害など手足が不自由）により、トイレに間に合わない
トイレの認識が悪く失禁する

トイレに行きたい…けど間に合わない♪

介護や生活環境の見直しで対策を♪

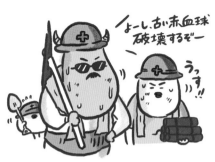

よーし、古い赤血球破壊するぞー

うっす!!

「脾臓」

血液中の細菌,異物,古い赤血球を分解処理!! 血液の濾過!

脾臓は横隔膜のすぐ下の左上腹部(背中側)にある!! 左の第9～11肋骨に守られているぞ!

※脾尾部や胃にとても近いため胃や膵の手術の際に一緒に切除されることもある

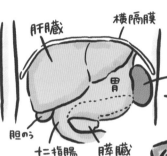

肝臓　横隔膜

『脾臓』

胃

胆のう

十二指腸　膵臓

握りこぶしを薄くしたくらいの臓器

〈脾臓の役割とは…?〉

仕事内容紹介

1 老化した赤血球の破壊

形が変わったり,硬くなったりした赤血球は,脾臓内の細い動脈を通るときに壊れたり,マクロファージによって処理される.

脾臓

脾門

脾静脈

脾動脈

2 リンパ球からの抗体産生を促す

3 胎児期の造血

生後は骨髄で造血が行われるが!! 造血ができない病気になると,脾臓で造血機能を手助けすることがある

☆脾臓は血管が多く,大量出血時に脾臓でも造血を行うことがある

※ ちなみに… 脾臓がないと 感染しやすくなる

とくに肺炎球菌感染が重症化する…

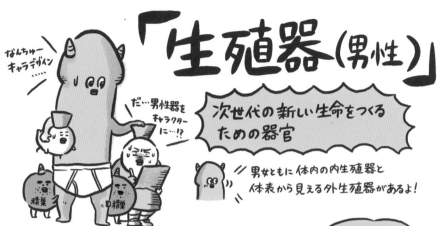

「生殖器（男性）」

なんちゅー
キャラデザイン

だ…男性器を
キャラクターに…!?

精巣

精巣

次世代の新しい生命をつくる
ための器官

男女ともに体内の内生殖器と
体表から見える外生殖器があるよ！

精巣の役割

精子

精巣

・精巣は陰のうという袋の
中におさまっている

・精子をつくり、男性ホルモン
を分泌する

・精細管という細い管が
ぎっしりつまっており、そこで精子
がつくられる

・精巣の正常温度は 31～33℃

人間の体温では暑いから
身体の外側にあるのか…

＜男性の骨盤内臓＞

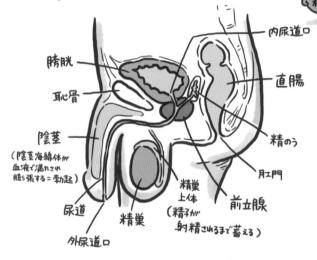

内尿道口

膀胱

恥骨

直腸

精のう

陰茎
（陰茎海綿体が
血液で満たされ
膨張する＝勃起）

肛門

尿道

精巣

精巣
上体
（精子が
射精されるまで蓄える）

前立腺

外尿道口

前立腺の役割

膀胱

ここ
でーす

精液はおもに、精漿
（精のう、前立腺、尿道球腺など
からの分泌液）と精子が混ざったもの

・くるみほどの大きさ

・前立腺液を分泌（乳白色のアルカリ性液）
して精子の運動性を高める助けをしている

・前立腺は直腸に指を入れて触診が可能

★高齢者では前立腺が
肥大して尿道狭窄や
排尿困難を起こしやすい

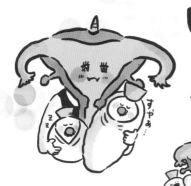

「生殖器（女性）」

卵巣で卵子をつくり、妊娠の成立と維持にはたらく！

女性ホルモンとよばれる、卵胞ホルモン（エストロゲン）や黄体ホルモン（プロゲステロン）を卵巣で分泌する

※ちなみに男性もエストロゲンは精巣でもつくられる（女性の1/10 ぐらいだけど…）

〈女性の骨盤内臓〉

立位でも仰臥位でも体の一番下になるくぼみ。腹腔内の出血や膿がたまりやすい⚡

卵管
卵巣
子宮
膀胱
恥骨
腟
肛門
直腸子宮窩（ダグラス窩）

卵管
子宮体
子宮頚
子宮
卵巣
子宮頚管
腟

卵巣の役割

（25～38は正常範囲）
・月経周期＝約28日　排卵日＝次の月経の約14日前
・一生につくられる卵子＝約400～500個
・卵細胞を蓄えて、成熟させる器官。女性ホルモンを分泌する

女性ホルモン

女性らしいカラダに！！

女性生殖器や乳房の発達を促進。第二次性徴に関与。

・卵胞ホルモン（エストロゲン）→ 生理周期に関与、動脈硬化抑制効果などもある

・黄体ホルモン（プロゲステロン）→ 子宮内膜を整えて、妊娠の成立と妊娠を継続させるはたらきがある。体温上昇作用

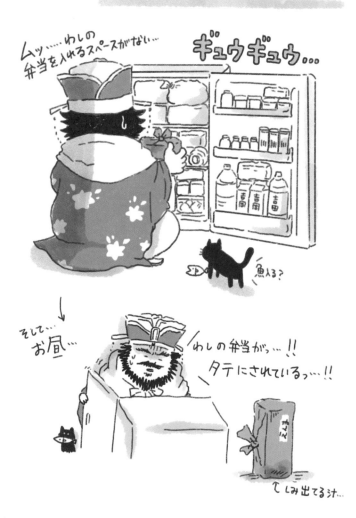

身体のなかを CTで見てみたら…

もう…わからない
と言いにくい…
いや、聞いたら
いいんだけど…

ザックリと…
臓器の位置の
見方について…

＜CT検査とは＞

Computed Tomography の略
（コンピューター断層撮影法）

・X線を使って、身体の
輪切りの画像を
撮影する検査
（身体に360°方向からあてたX線
量の差をデータとして集めて
画像にする）

♡造影CTにより、血管や腫瘍を詳しく
見ることができる

＜XP検査とは＞

X-ray
photography の略（レントゲン撮影）

レントゲン

・X線を照射することで、
体内をX線が通るときに
骨や臓器によってX線を
透過する差を利用している

骨　空気＝黒

・X線を通しにくい骨など＝白
・X線を通しやすい空気など＝黒

バリウム（造影剤）は、X線を
通さないので、経口的に投与した
あとに撮影することで、消化管の
状態を確認することができる

＜MRI検査とは＞

Magnetic
Resonance Imaging の略
（磁気共鳴画像診断）

・強い磁石とラジオに
使われているような電波
を使って画像にする

・身体を構成する水素原子（H）を
電波と磁場で揺さぶったあと（共鳴させたあと）
水素原子の出す微弱な電波を画像にする

めちゃくちゃ
精密!!

MRIは
金属類持ち込み
禁止!!

MRIは金属類厳禁!!
ペースメーカーや、人工内耳を
使用している人は要注意

※条件付きMRI対応ペースメーカーもある

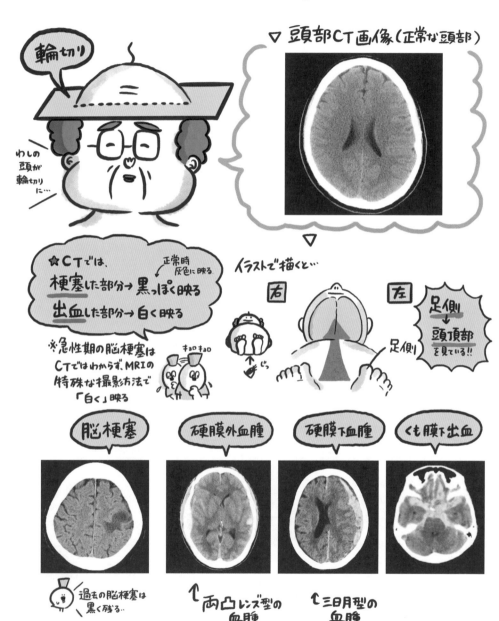

〈CT画像の見方　ザックリ…　〜頭部〜〉

輪切り

わしの頭が輪切りに…

▽ 頭部CT画像（正常な頭部）

☆CTでは、
正常時灰色に映る。
梗塞した部分→黒っぽく映る
出血した部分→白く映る

※急性期の脳梗塞はCTではわからず、MRIの特殊な撮影方法で「白く」映る

キョロキョロ

イラストで描くと…

右　左

足側→頭頂部を見ている!!

足側

脳梗塞

硬膜外血腫

硬膜下血腫

くも膜下出血

過去の脳梗塞は黒く残る…

↑両凸レンズ型の血腫

↑三日月型の血腫

58

＜CT画像の見方 ザックリ ～胸部～＞

※患者さんを仰向けにして足側から見ている状態

腹側
右側　左側
背中側

胸部CTはおもに "肺" を見ることが多い

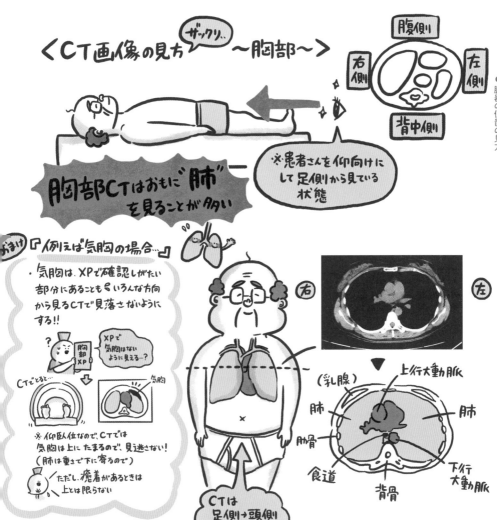

おまけ 『例えば気胸の場合…』

・気胸は、XPで確認しがたい部分にあることも◎ いろんな方向から見るCTで見落さないようにする!!

XPで気胸はないように見える…?

胸部XP

CTでとると…

気胸

※仰臥位なので、CTでは気胸は上にたまるので、見逃さない!
(肺は重さで下に寄るので)

ただし、癒着があるときは上とは限らない

CTは足側→頭側に向けて見るよ

(乳腺)
肺
肋骨
食道
背骨

上行大動脈
肺
下行大動脈

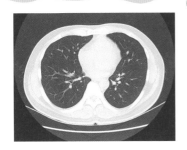

← 肺の画像は色を変えて詳しく見ていく

右　左

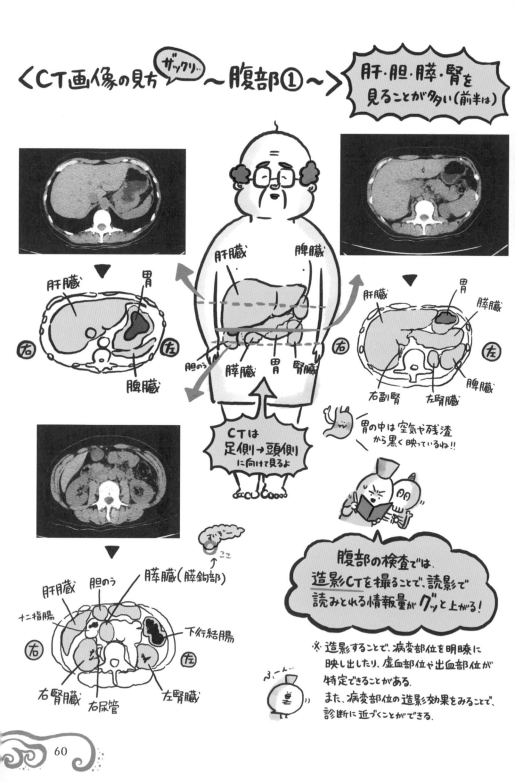

〈CT画像の見方 ザックリ ~腹部①~〉

肝・胆・膵・腎を見ることが多い(前半は)

肝臓　脾臓
肝臓　胃　膵臓
胆のう　膵臓　胃　腎臓

右　左　右　左

肝臓　胃
肝臓　胃　膵臓
膵臓
脾臓
右副腎　左腎臓

CTは足側→頭側に向けて見るよ

胃の中は空気や残渣から黒く映っているね!!

ずいぞー
ここ

肝臓　胆のう　膵臓(膵鉤部)
十二指腸　下行結腸
右　左
右腎臓　左腎臓
右尿管

腹部の検査では、造影CTを撮ることで、読影で読みとれる情報量がグッと上がる!

※造影することで、病変部位を明瞭に映し出したり、虚血部位や出血部位が特定できることがある。
また、病変部位の造影効果をみることで、診断に近づくことができる。

60

＜CT画像の見方 ザックリ‥ 〜腹部②〜＞

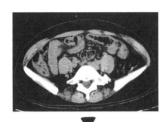

▼

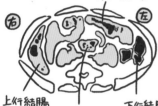

横行結腸
右 左
上行結腸
S状結腸
下行結腸

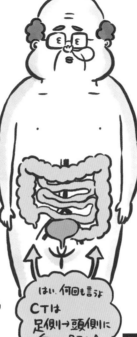

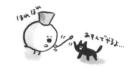

ほいほい

あそんでやるよ…

はい、何回も言うよ
CTは
足側→頭側に
向けて見るよ☆

おまけ すこしX線検査の話に
なりますが…

よく聞く
『ニボー像』って何?

→ 腸内にある腸液や便の原型(水っぽい
もの)とガス(液体の浮かぶ)との間に
境目ができること.

イレウスになると、X線検査で腸管の
拡張と、ニボーがたまっていることが確認
できる

X線検査で疑いがあると
造影CTで閉塞の部位などを
詳しく調べていくよ!!

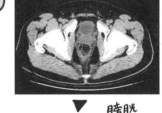

▼

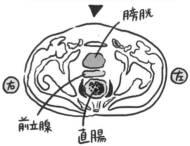

膀胱
右 左
前立腺
直腸

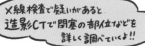

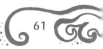

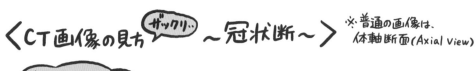
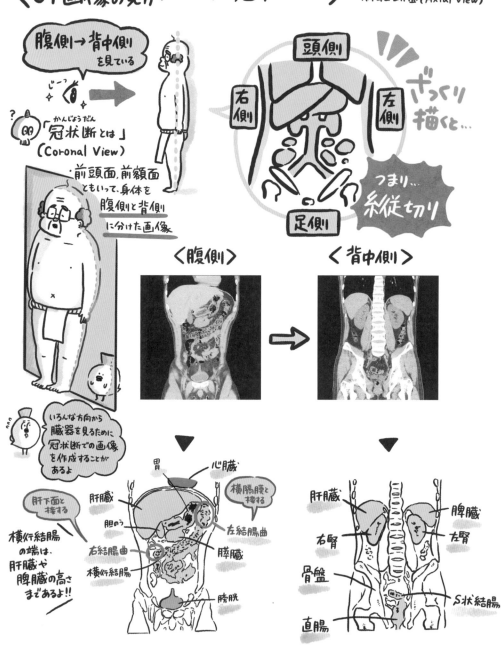

～ 超 緊急度の高い大動脈解離のCTとは ～

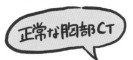

正常な胸部CT

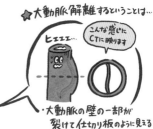

☆大動脈解離するということは…

ヒェェェ…

こんな感じに
CTに映ります

・大動脈の壁の一部が
裂けて仕切り板のように見える

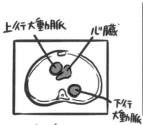

上行大動脈　心臓

下行大動脈

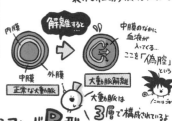

解離すると

内膜　中膜　外膜

正常な大動脈

中膜のなかに
血液が
入ってくる
ここを「偽腔」
という…

大動脈解離

大動脈は
3層で構成されているよ

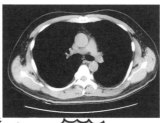

これを見よう!!

"フラップ"
といいます.

超緊急

スタンフォードA型

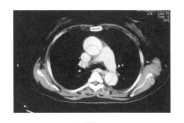

スタンフォードB型

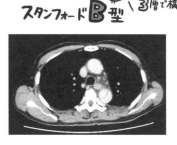

▽

『上行大動脈に解離がある』

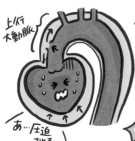

上行大動脈

あ…圧迫
される…

・上行大動脈が
破れると
心のう内に血液が
溜まって

"心タンポナーデ"になる
可能性
がある

原則緊急手術

▽

『下行大動脈のみに解離がある』

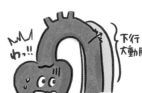

下行大動脈

わっ!!

・入院のうえ
安静にして
血圧コントロール
を行う!!

(合併症があれば手術)

厳重な降圧療法

▽ アンプルの恩返し…

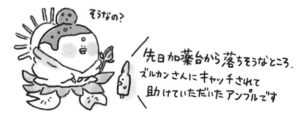

そうなの？

先日加薬台から落ちそうなところ、
ズルカンさんにキャッチされて
助けていただいたアンプルです

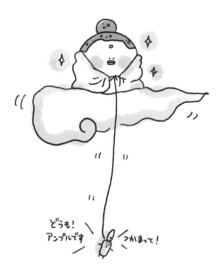

どうも！
アンプルです

つかまって！

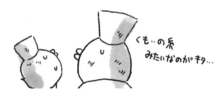

くも…の糸
みたいなのがキタ…

動脈血がス分析

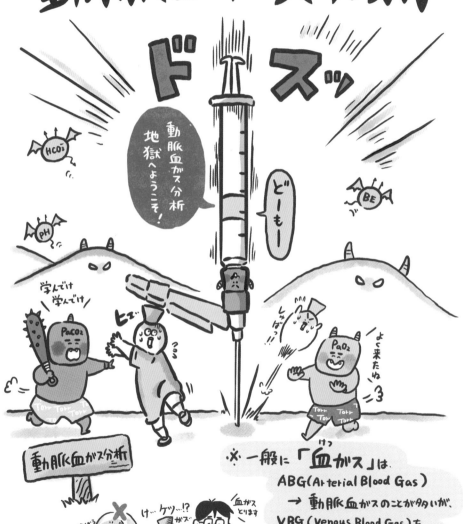

＜動脈血がス分析の測定意義＞

体内で…

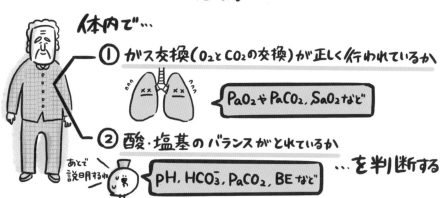

① ガス交換（O_2とCO_2の交換）が正しく行われているか

$Pa O_2$や$Pa CO_2$, $Sa O_2$など

② 酸・塩基のバランスがとれているか …を判断する

あとで説明するよ

pH, HCO_3^-, $Pa CO_2$, BEなど

Q. なぜ"動脈血"で測定するの？

キョトン…

A. 静脈血がスだと、「身体の細胞がどれだけ酸素を消費するか」
（→数値化できない）といった影響を受けてしまうため、
誤差なのか、異常なのか判断が難しくなる。

酸・塩基のバランスがとれているかの判断
だけであれば、VBG（静脈血がス）でもある程度
評価可能

＜どんなときに、動脈血がス分析を行うのか＞

① 呼吸状態のチェック

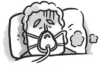

☆ 呼吸状態が悪い人

（SpO_2がおかしい、肺炎を疑うとき、とにかく見苦しそうな人）

☆ 今の状態を知りたい

（呼吸の状態が治ってきているか、人工呼吸器の設定が正しいか）

2 腎機能・代謝が正常に機能しているかチェック

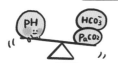

→ ※体内で生命維持や成長に
　必要な物質を作り出すための化学反応の
　総称

☆ pHが異常値になると、体内のいろんな酵素がはたらかない

→ 身体が正常に代謝を行えない

= 生命維持できない

　体内では、できる限り
　PHが正常に保てるようにはたらいている

3 電解質のチェック

・血ガスの分析機は、おおむね数分以内で結果が出るため、
　電解質の結果を早く知りたいときに使うこともある

もうすこし細かく説明すると…

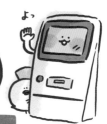
じーっ　…どう評価していくの…?

1 呼吸状態を知る

・まず SaO2 (酸素飽和度)をチェック!!

(SpO2が正しく測定できているのかも一緒に見比べると、なお Good♪)

SaO2が正常なら
いったん落ち着く!!

同時に FiO2 (吸入気酸素分圧)もチェック。呼吸数もチェック!

↳ Room Air (室内気)は FiO2:0.209
吸入している空気 1Lあたりに酸素がどれくらい含まれているか

呼吸が早いのに
PaCO2が正常だとおかしい…などに気付くため

血ガスの結果のなかでも、
呼吸状態は、PaO2・PaCO2・SaO2で
評価するんだったね…!!

うーん…

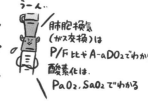

肺胞換気
(ガス交換)は
P/F比や A-aDO2でわかり、
酸素化は、
PaO2、SaO2でわかる

② 代謝の状態を知る

めちゃくちゃ簡単に説明していくと…

体内はpH:7.4前後
がベストにはたらける状態

pHが異常になると
身体の機能が
破綻する…

※ pH: 7が中性
・それより高いと アルカリ性
・それより低いと 酸性
(人間のpHは7.4が正常で、
弱アルカリ性)

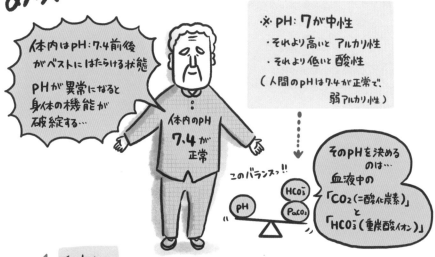

体内のpH
7.4が
正常

このバランスっ!!

pH　PaCO₂　HCO₃⁻

そのpHを決める
のは…
血液中の
「CO₂(=二酸化炭素)」
と
「HCO₃⁻(重炭酸イオン)」

血液中に
・CO₂(二酸化炭素)がたまると **酸性**
・HCO₃⁻(重炭酸イオン)がたまると **アルカリ性**

アシドーシス：「酸が身体にたまること」「(アルカリ)塩基が身体から出ていくこと」というように
体内のpHを下げようとする

アルカローシス：「酸が身体から出ていくこと」「塩基が身体にたまること」というように
体内のpHを上げようとする

呼吸性：体内のCO₂が たまったり、出ていきすぎたりすること
(pCO₂が上がるのは、アシドーシス、pCO₂が下がるのはアルカローシス)

代謝性：体内のHCO₃⁻がたまったり、出ていきすぎたりすること
(HCO₃⁻が上がるのは、アルカローシス、HCO₃⁻が下がるのはアシドーシス)

は？ … 皆がこんな顔しているのが…見えるっ…!!

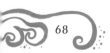

呼吸性

・呼吸回数が少ない
・低換気
・気道閉塞(重症喘息,アナフィラキシー,気道異物)
・脳梗塞・麻薬の使用・中毒

・過換気・頻呼吸
・ガス交換能力の低下
　(肺炎・肺塞栓・肺水腫など)
・多くの酸素が必要
　(重症感染・ショックなど)

呼吸性アシドーシス
(CO_2 がたまる)

呼吸性アルカローシス
(CO_2 が体外に出ていく)

PHが下がる ←

正常
PH:7.4

→ PHが上がる

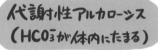

代謝性アシドーシス
(HCO_3^- を体外に排泄)

代謝性アルカローシス
(HCO_3^- が体内にたまる)

危険 ⚠

・腎不全などで腎臓から酸が
　排泄できない
・消化管,腎臓からのHCO_3^-の
　喪失

・嘔吐が続くなどして
　胃酸が出ていくと酸が排出
　されるので、アルカローシスに傾く
　(胃のドレナージでも起こり得る)
・利尿薬の使用など

・アシドーシスが進行すると…
・嘔吐(酸を排泄するため)
・意識障害や昏睡(心機能低下,不整脈
　や中枢神経障害のため)

⇒ 基本は原因治療だが
　重症なら血液透析+ICU

代謝性

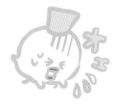

＜動脈血がス分析の項目と意味＞ なにが なんだか…

項目		基準値	単位	データの意味
PH (水素イオン)	酸塩基平衡の指標	7.35〜7.45		酸-塩基平衡（酸とアルカリのバランス）の評価
HCO₃⁻ (重炭酸イオン)		22〜26	mEq/L	腎尿細管にて再吸収することで調整される。代謝性アシドーシスかアルカローシスかを決定する要素
ベースエクセス **BE** (塩基過剰)		-2.0〜2.0	mEq/L	温度を37℃（体温と同じ）、PaCO₂を40mmHgにした状態でどれだけ塩基があまっているか？を表す
PaO₂ (酸素分圧)	ガス交換の指標	80〜100	(トル)Torr / mmHg	肺胞の毛細血管中の血液の酸素分圧
PaCO₂ (二酸化炭素分圧)		35〜45	Torr / mmHg	肺胞の毛細血管中の血液の二酸化炭素分圧
SaO₂ (酸素飽和度)		95 以上	%	動脈血中のヘモグロビンが酸素を結合している割合

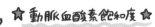

☆ 動脈血酸素飽和度 ☆

SaO₂と SpO₂の違い

- SaO₂ = 動脈血採血で測定したもの
- SpO₂ = 非侵襲的に経皮的に測定したもの

 SaO₂

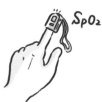 SpO₂

- PH　（↓）アシドーシス（アシデミア）
　　　（↑）アルカローシス（アルカレミア）

- HCO₃⁻（↑）アルカローシス（アルカレミア）
　　　（↓）アシドーシス（アシデミア）

- BE　（＋）代謝性アルカローシス
　　　（−）代謝性アシドーシス

BEの異常は 代謝性の異常

- PaO_2 （↓）低酸素血症

- $PaCO_2$ （↑）高二酸化炭素血症
  （↑）CO_2ナルコーシス
  （↓）過換気

- SaO_2 （↓）低酸素血症
  （貧血がある場合、SaO_2が正常でも
  十分な酸素運搬ができていない
  可能性がある）

→循環障害の程度を示す指標

※ ほかにも、Na^+、K^+、Cl^-、Ca^{2+}や Lac（ラクテート/乳酸）もわかる

〈動脈穿刺部位について〉

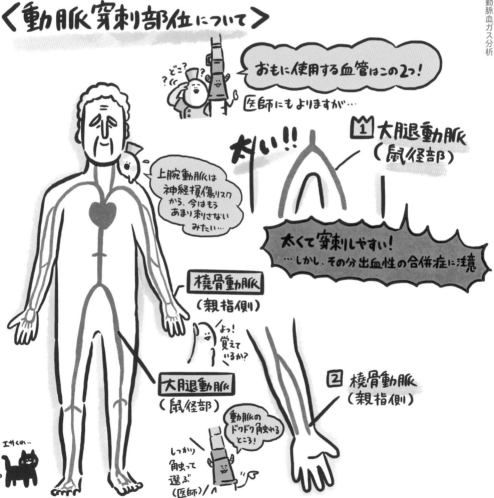

どこ？？？

おもに使用する血管はこの2つ！

医師にもよりますが…

太い!!

① 大腿動脈
（鼠径部）

上腕動脈は
神経損傷リスク
から、今はもう
あまり刺さない
みたい…

太くて穿刺しやすい！
…しかし、その分出血性の合併症に注意

橈骨動脈
（親指側）

よっ！
覚えて
いるか？

大腿動脈
（鼠径部）

② 橈骨動脈
（親指側）

動脈の
ドクドク触れる
ところ！

しっかり
触って
選ぶ
（医師）

エサくれ…

〈準備物品〉

手技は医師が行うので、
看護師は介助を行うよ!

血!!

あと! 動脈は出血しやすいので
アルコール綿は予備も!あったほうがいい!
（多めに…）

☐ トレイ　　☐ ゴミ袋

☐ 針廃棄用BOX

☐ 処置用シーツ　← 地味に…大切だよ!

シーツがね…
汚染するかもだし…

☐ 未滅菌手袋（医師用, 介助看護師用）

☐ アルコール綿（不可の人は殺菌消毒綿など）

☐ 血液ガス測定用採血キット

⚠普通のシリンジでは
なくて必ず
血液ガス専用シリンジを
使用!!

（なぜ専用シリンジなのかは
次ページ参照!）

☐ 圧迫止血用絆創膏

乾綿＋テープでも
OK!!止血大事!!

※動脈は血圧が高いので
駆血帯は不要!!

処置用シーツ

採血キット血液ガス測定用

アルコール綿

アルコール綿

ゴミ袋

マスクも装着♦

介助する看護師用の
未滅菌手袋も忘れずに

エサどこ…

＜血液がス測定用採血キットって何…？＞

病院に
よって使用
しているキット
が違います

今回は.
「BDプリセット™動脈採血キット」で説明します

これが血液がス測定用採血キット(の一例)だ!!

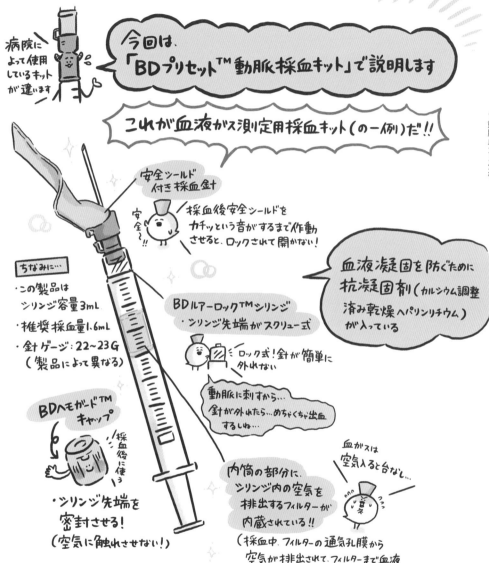

安全シールド
付き採血針

安全〜!!

採血後安全シールドを
カチッという音がするまで作動
させると. ロックされて開かない!

血液凝固を防ぐために
抗凝固剤(カルシウム調整
済み乾燥ヘパリンリチウム)
が入っている

ちなみに…
・この製品は
 シリンジ容量3mL
・推奨採血量1.6mL
・針ゲージ:22〜23G
 (製品によって異なる)

BDルアーロック™シリンジ
・シリンジ先端がスクリュー式

ロック式!針が簡単に
外れない

動脈に刺すから…
針が外れたら…めちゃくちゃ出血
するしね…

BDヘモガード™
キャップ

採血後に使う

・シリンジ先端を
密封させる!
(空気に触れさせない!)

内筒の部分に,
シリンジ内の空気を
排出するフィルターが
内蔵されている!!

血がスは
空気入ると台なし…

(採血中. フィルターの通気孔膜から
空気が排出されて. フィルターまで血液
が達すると通気孔膜が自動閉鎖する

エサ‥エサ‥

〈手順〉

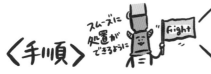

スムーズに処置ができるように "Fight"

動脈血採血は侵襲が大きかったり、
合併症を起こす危険もあるため
医師が施行。看護師は介助を

① 動脈血採血の指示が出たら、必要物品を準備する.

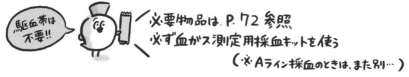

駆血帯は不要!!

必要物品は. P.72 参照
必ず血ガス測定用採血キットを使う
（※ Aライン採血のときは、また別…）

② 動脈血採血について患者さんに説明し、環境を整える

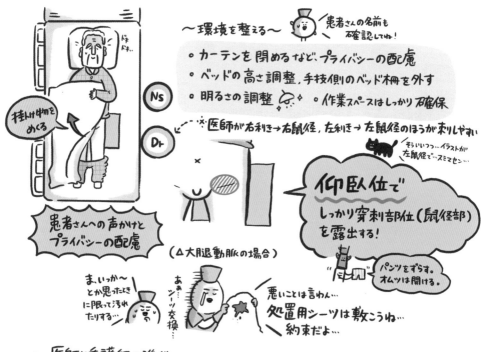

作業中…

掛け物をめくる

Ns
Dr

患者さんへの声かけと
プライバシーの配慮

〜環境を整える〜　患者さんの名前も確認してね!

・カーテンを 閉めるなど、プライバシーの配慮
・ベッドの 高さ調整、手技側のベッド柵を外す
・明るさの調整　・作業スペースはしっかり確保

※医師が右利き→右鼠径, 左利き→左鼠経のほうが刺りやすい

そういいつつ…イラストが左鼠経で…スミマセン…

仰臥位で
しっかり穿刺部位（鼠径部）を露出する!

パンツをずらす。オムツは開ける。

（△大腿動脈の場合）

ま、いっか〜とか思ったときに限って汚れたりする…

ああ…シーツ交換…

悪いことは言わん…
処置用シーツは 敷こうね…
約束だよ…

〜 医師と看護師の準備 〜

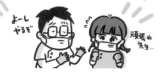

よーしやるぞ

頑張れ先生…

・医師、看護師は、手指消毒を行い
未滅菌手袋を装着する

③ 医師により、穿刺部位の決定

〜 穿刺部位！もう1回言うぞー！〜

大腿動脈
← ここがタタい

橈骨動脈
（親指の付け根）

医師は人さし指と中指で
ドクドクと動脈が
触れる場所を探す

片側で不明であれば
反対側でも探してみて
もOK（医師が）

④ 穿刺部位の消毒

アルコール不可の
人には殺菌消毒綿
を使用

医師は
消毒

・看護師は医師に
　アルコール綿をわたす
・患者さんへの声かけ

⑤ 穿刺する

ガンバル先生〜

〜医師〜

内筒を引く

必要量分の内筒を引いておく
（例として、1〜2mL程度）

※血ガスのサンプラーは（そのままだと）シリンジを
　引いても血液は入ってこないので穿刺する前に
　シリンジを引いておくと動脈血の圧力で自然に流れ込んでくる

ここ
※橈骨
動脈に
穿刺する
ときは
5mmほどの
深さで…

垂直に刺す

※人によっては
斜めに刺す人もいます

針を血管に対して
垂直に動脈血の逆流が
あるまで挿入する

オイ!!

ボー…

看護師は患者さんに
動かないように声かけ

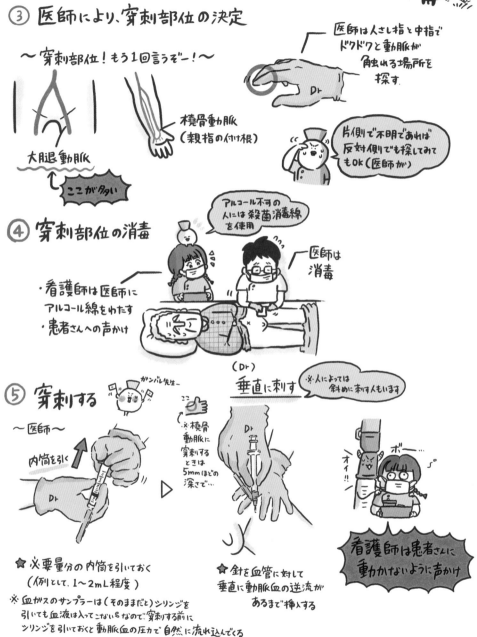

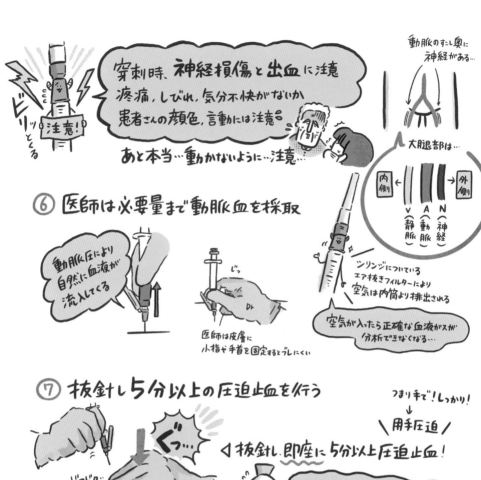

ビリッとくる 注意！

穿刺時、神経損傷と出血に注意
疼痛、しびれ、気分不快がないか
患者さんの顔色、言動には注意♪

あと本当…動かないように…注意…

動脈のすこし奥に神経がある…

大腿部は…

内側 ← | | | → 外側

V（静脈） A（動脈） N（神経）

⑥ 医師は必要量まで動脈血を採取

動脈圧により自然に血液が流入してくる

じっ

Dr

医師は皮膚に小指や手首を固定するとブレにくい

ツリンジについているエア抜きフィルターにより空気は内筒より排出される

空気が入ったら正確な血液ガスが分析できなくなる…

⑦ 抜針し5分以上の圧迫止血を行う

つまり手で！しっかり！
↓
用手圧迫

ぐっ…

ドクドク

Dr

◁抜針し、即座に5分以上圧迫止血！

圧迫止血、めちゃくちゃ大切…血腫になる可能性もある…

先生ガンバレ…

Dr 拍動を感じるようにしっかり圧迫！

アルコール綿（orガーゼでもOK）

⑧ 針を密封し、混和させる

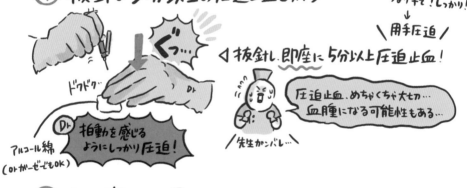

針を密封

カチッ

指でカチッと

カチッ

くそー…おなかすいて腹減ってきた…

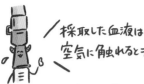

採取した血液は空気に触れるとデータが変わってしまう!!

→ 針先をむき出しにしていると空気に触れてしまう…

なので…採血後はすぐに…

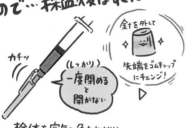

カチッ

(しっかり) 一度閉めると開かない

針を外して先端をゴムキャップにチェンジ!

・検体を空気に触れないように針を密封

・針を廃棄して、シリンジの先端を専用のキャップで密封する

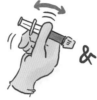

凝血を防ぐ!!

くるくるくる

・シリンジ内に入っているヘパリンとしっかり混ざるように、シリンジの転倒混和を5回、きりもみ回転を5秒間行う

・検体はできるだけ早く検査する(遅くても15分以内)

血液が凝固すると血ガス分析装置で検査不可

⑨ 止血を確認してから、止血用テープを貼る

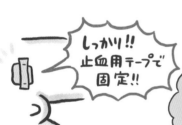

しっかりネ!

しっかり!!止血用テープで固定!!

絆創膏でもok!
抗凝固薬を内服している人は出血に要注意!!

出血しないようにグッとしっかり止血用テープを貼るので、長時間貼る場合は循環障害や皮膚障害を起こさないか注意!!

⑩ 患者さんの寝衣を整えて退室、検体提出し、片付け

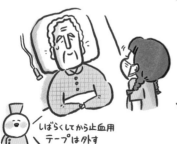

しばらくしてから止血用テープは外す

・止血を確認してから、寝衣を整える

・血腫やしびれ、疼痛などないか確認

☆補足ですが、すごく!! すごくありがたいことに、先生だけで採取してくださることがありますが、あとで寝衣(オムツなど)も確認はしよう☺

オムツゆるっ♡

あっ

もー寝るか!!

血液がスはすぐに検査に出そう！

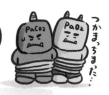

つかまっちゃった…

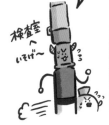

検査へ
いそげ〜

・検体は採血後も代謝が続いている
ため、時間をおくと…
PaO₂（酸素分圧）は低下↓し…
PaCO₂（二酸化炭素分圧）や Lac（乳酸）は上昇↑
してしまう…

正確な値が
出ない…

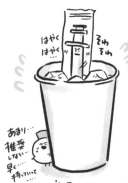

はやく
はやく

そめ
そめ

あまり…推奨しない…

採取後は常温ですぐに
検査に出してほしいけれど…

最悪、空気を抜いて密閉して
氷冷する方法もある……

あまり…
推奨
しない…
早く
持っていって

…が、できるだけ早く提出してね

※ BDキットの添付文書には、
室温で1時間以内、
PaCO₂や PaO₂は室温で15分以内
Lac などは 0℃で15分以内　…とかいてある

78

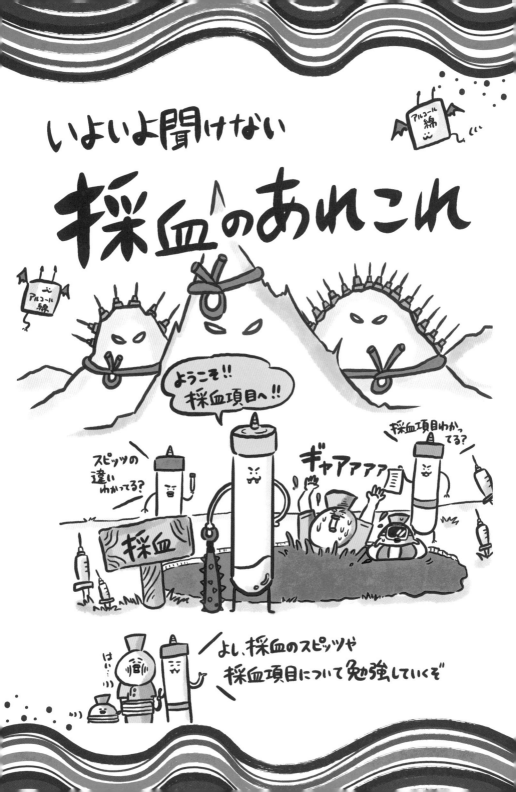

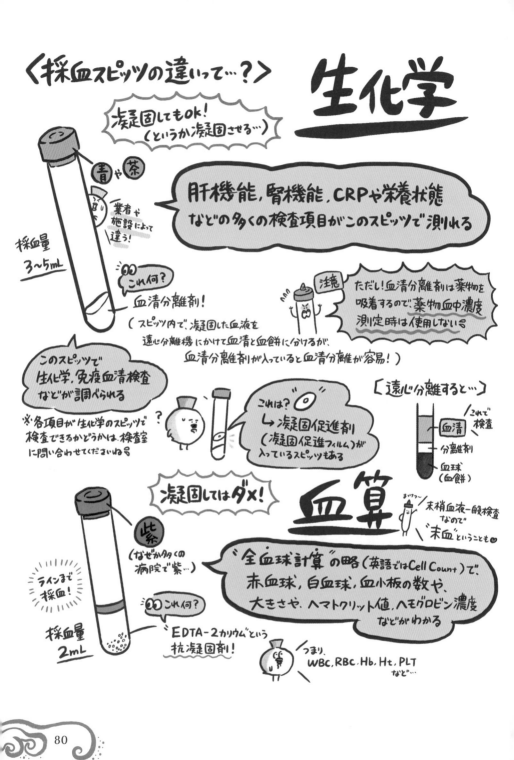

〈採血スピッツの違いって…?〉 生化学

凝固してもOK!
(というか凝固させる…)

青や茶
白 業者や施設によって違う!

採血量 3〜5mL

これ何? 血清分離剤!
(スピッツ内で、凝固した血液を遠心分離機にかけて血清と血餅に分けるが、血清分離剤が入っていると血清分離が容易!)

肝機能,腎機能,CRPや栄養状態などの多くの検査項目がこのスピッツで測れる

注意 ただし!血清分離剤は薬物を吸着するので、薬物血中濃度測定時は使用しない。

このスピッツで生化学,免疫血清検査などが調べられる

※各項目が生化学のスピッツで検査できるかどうかは、検査室に問い合わせてくださいね。

これは? 凝固促進剤!(凝固促進フィルム)が入っているスピッツもある

〔遠心分離すると…〕
血清 これで検査
分離剤
血球(血餅)

凝固してはダメ! 血算

紫 (なぜか多くの病院で紫…)

ラインまで採血!

採血量 2mL

これ何? "EDTA-2カリウム"という抗凝固剤!

末梢血液一般検査なので "末血"ということも

"全血球計算"の略(英語ではCell Count)で、赤血球,白血球,血小板の数や、大きさや、ヘマトクリット値,ヘモグロビン濃度などがわかる

つまり、WBC,RBC,Hb,Ht,PLTなど…

血糖

灰色

遠心分離して上清を用いて血中グルコースを測定する

血糖,
HbA1c (ヘモグロビンA1c) がわかる

血糖値を測定するとき食事時間に注意⚠

ラインまで採血

採血量
2mL

👀これ何?

"フッ化ナトリウム"という
抗凝固剤

何かいろんな抗凝固剤があるのか…?

赤血球が糖を消費していくので、
正確に測定できない…
フッ化ナトリウムは抗凝固剤のなかでも糖を分解する
反応を抑制して正確に測定できる!!

凝固

普段は…
黒

血液が固まるまでの時間や
体内の血栓量を調べる

ラインまで
採血

PT, APTT, Dダイマー, FDPや凝固因子などを測定する

採血量
1.8mL
☆過不足で正確に測定できなくなるので、採血量厳守!

👀これ何?

"3.2%クエン酸ナトリウム"という
抗凝固剤

このクエン酸ナトリウム液
との混合比が大切
なので"採血ライン"が
大事!!

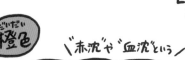

ESR ともいう

血沈

だいだい 橙色

"赤沈"や"血沈"という

"赤血球沈降速度"の略
炎症マーカーの一つ
昔から使われている安価な検査法

または、
"赤沈"

ラインまで採血

採血量 1.6mL

※採血量 厳守!

®これ何?

"3.8%クエン酸ナトリウム"という
抗凝固剤

凝固スピッツと血沈スピッツは
クエン酸ナトリウム液使用!
混合比が大事なので、採血量は
厳守!! 多くても少なくてもダメ

炎症以外にも
貧血の程度や年齢にも影響
を受ける

血液型

紫

ほかにも不規則抗体や
クームス試験など おもに
輸血前に採る

血液型を判定。
血液を使って、オモテ試験(赤血球を使って
抗原を調べる)と、ウラ試験(血清を使って
抗体を調べる)を行う

採血量 3mL

※業者に…よります…

®これ何?

"EDTA-2ナトリウム"という
抗凝固剤!

オモテとウラが一致することで
血液型が判定される

※ABO型血液型以外にも
D抗原などもあり、そのD抗体や
E抗体などを調べる
= 不規則抗体

＜溶血と凝固検体（凝血）って何…!?＞

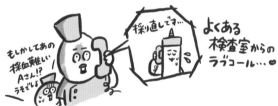

もしかしてあの採血難しいAさん!? ラそでしょ

採刺しです…

よくある検査室からのラブコール…

遠心分離後血清が… 赤い…

あちぃー

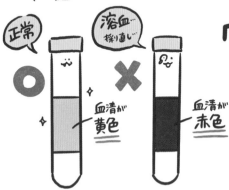

正常

溶血… 採り直し

○ × 血清が黄色 血清が赤色

△生化学検査にて…

「溶血」とは…

赤血球が壊れて
赤血球に含まれるヘモグロビンが
血清中に遊離している状態

⬇

※血球内の成分が、血清に漏れ出てしまい…

本来血清中より細胞内に多いため…

K、LDH、AST、Feが
カリウム
高くなる（↑）

採血の溶血では
ビリルビンは上がらない

＜溶血する原因って何…?＞

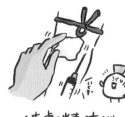

乾くの待って〜

・皮膚消毒液が
乾く前に穿刺
（消毒液と血液の接触）

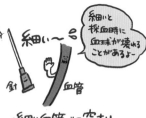

細いと採血時に血球が壊れることがあるよー

細い〜

針 血管

・細い血管での穿刺、
細めの金での穿刺
（物理的なダメージ）

23Gより細い針は
できるだけ使用しない

ブンブンブン

キャー

・急激な吸引
・泡立つような転倒混和
・試験管に移すときに
ギューっと押し込んだ
　　　など…

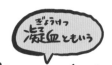

「凝固検体」とは…

凝固系が活性化されて、フィブリン析出が生じ、本来の凝固能が正しく測定できない状態

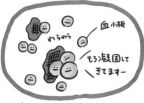

血小板
わらわら
もう凝固してきてますー

△ 血漿中の凝固系が活性化…!!

固まっちゃう

採血に時間がかかったり、抗凝固剤との混和ができていないと <u>血液が固まる</u>

（凝固系の活性化が起こる）

そのため、できれば…ホルダーを使った採血が好ましい…

ホルダー

・血小板数の低下（↓）
・APTT延長 ・PTの短縮
・FDPやDダイマーの上昇（↑）などが起こる…

※血液が固まると、そもそも分注できなくなることも多い…

〈凝血する原因って何…?〉

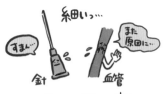

細いっ…
すまん…
針
また原因に…
血管

・細い血管での穿刺
・細い針での穿刺
（物理的な刺激がキッカケで血小板が活性化される）

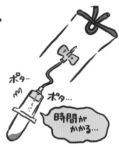

ポター…
ポタ…
時間がかかる…

・緩慢な吸引
（凝固活性化）

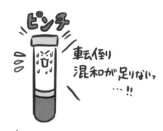

ピンチ

転倒混和が足りない…!!

・転倒混和不足
（抗凝固剤がしっかり混和していない…）

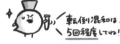
転倒混和は、5回程度してね!!

〈採血スピッツの順番は…?〉

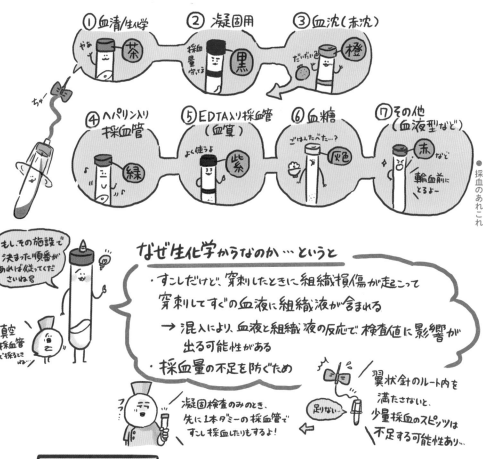

真空採血管を使用した場合

① 血清/生化学 　やわ 　茶
② 凝固用 　採血量守って 　黒
③ 血沈(赤沈) 　だいだい色 　橙
④ ヘパリン入り採血管 　緑
⑤ EDTA入り採血管 (血算) 　よく使うよ 　紫
⑥ 血糖 　ごはんたべた…? 　灰色
⑦ その他 (血液型など) 　赤 など 　輸血前にとるよー

ちゃー

もし、その施設で決まった順番があれば従ってくださいね!

真空採血管で採るときね…

なぜ生化学からなのか…というと

・すこしだけど、穿刺したときに組織損傷が起こって穿刺してすぐの血液に組織液が含まれる
　→ 混入により、血液と組織液の反応で検査値に影響が出る可能性がある
・採血量の不足を防ぐため

翼状針のルート内を満たさないと、少量採血のスピッツは不足する可能性あり…

足りない…

凝固検査のみのとき、先に1本ダミーの採血管ですこし採血したりもするよ!

フフ…

分注をした場合

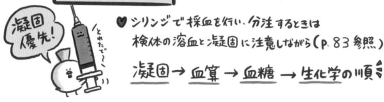

凝固優先!

とれたて〜♪

♥ シリンジで採血を行い、分注するときは
　検体の溶血と凝固に注意しながら (p.83参照)

　凝固 → 血算 → 血糖 → 生化学の順

〈採血による末梢神経障害とは…?〉

・神経障害性疼痛　と　**・難治性の複合性局所疼痛症候群**

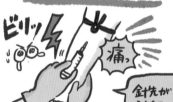

ビリッ

痛っ

針先が神経に触れてしまった痛みや

ビリッと一瞬にして感じる強い痛み

→ 対応は、"すぐに抜く"

Drに報告&痛みと局所所見は記録に残す!

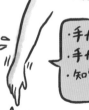

・手が腫れる
・手が動かなくなってしまう
・知覚異常がある
　　　　　など…

↓

・脳神経内科や整形外科.
ペインクリニック受診

※内服(鎮痛薬など).
交感神経ブロックなどを行うこともある

手指へ広がる痛みやしびれが持続

血腫が神経を圧迫して、しびれなどを起こす可能性もある

⚡肘正中皮静脈.尺側皮静脈
　→ 付近に正中神経.内側前腕皮神経

⚡橈側皮静脈
　→ 付近に外側前腕皮神経

〈 注意を払う採血の穿刺部位 〉

① 肘窩部内側の尺側皮静脈
② 手関節部の橈骨皮静脈
　　　　　の2つは要注意!!

絶対に刺してはいけないということでは…ない!!

デンジャラスポイント

「手関節部の橈骨皮静脈」
親指側の手首

※一見、「プリッ」とした血管があるが、神経が静脈に網目状にまたがっている…

デンジャラスポイント

「肘窩部内側の尺側皮静脈」
肘の小指側の血管

動脈の拍動がないか注意ね!

・付近に上腕動脈が走行しており.動脈への誤穿刺に注意!

〈採血データの…超ザックリした説明〉

〈血液一般〉

白血球数 （WBC）	オラオラー… 体内に炎症が起こると WBCが増える WBC WBC WBC	身体を防御する白血球！ 増減で体調の異常や炎症の 有無がわかる
赤血球数 （RBC）	低人値だと 貧血… い大丈夫か… ☆貧血だと、息切れや動悸・浮腫 などが起こる（めまいを起こすのは 特殊なときのみ）	ヘモグロビンを含み、酸素を 運搬する
ヘモグロビン量 （Hb）		酸素・二酸化炭素の運搬が 仕事。ヘモグロビンの量が低値だと 貧血… 血液の酸素運搬状況 がわかる
ヘマトクリット値 （Ht）		血液中の赤血球の割合を調べる ことで、赤血球増多症など診断 に活用できる
血小板数 （Plt）	STOP!出血! 血液凝固	傷口を塞ぐために、血液を固める はたらきをする（一次止血） 出血傾向や止血能力 を表す。

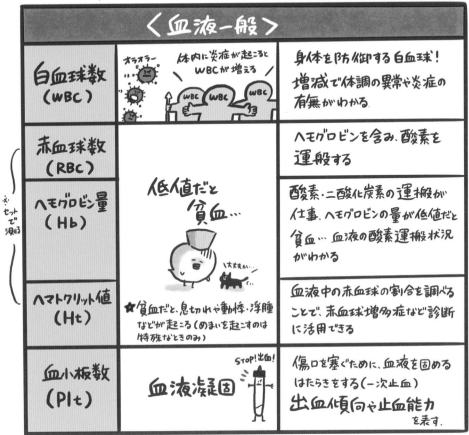

※セットで測る

● 採血のあれこれ

〈血沈〉

血沈（ESR） 赤血球 沈降速度 のことね	一定時間 に 赤血球が どれくらい沈む のか… 炎症 マーカーの 1つ…	赤血球が1時間でどのくらい 沈むかによって血中のアルブミンや グロブリンの量、炎症の程度を 間接的に測定する

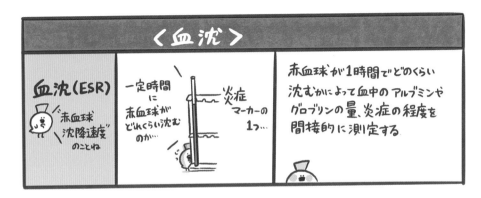

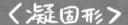

＜凝固形＞

プロトロンビン 時間（PT） ・PT sec ・PT % ・PT-INR 活性化部分 トロンボプラスチン 時間 （APTT）	肝臓で プロトロンビン （血液凝固 因子）を つくっているよ 内因系凝固 XII XI IX APTT VIII （活性化部分 トロンボプラスチン時間） ＜異物による凝固＞ 外因系凝固 VII PT X （プロトロンビン時間） V ＜組織因子による 凝固＞ II プロトロンビン I フィブリノゲン VI：欠番	・PTは、外因系の凝固機能検査 ・血液凝固機能や 肝機能の異常の指標 ┗ 肝臓でつくられるプロトロンビンの半減期 は短いので、アルブミンなどよりも肝機能 を速やかに反映できる ・APTTは、 内因系凝固機能の検査 ┗ 血管内ではたらく内因系の因子 出血の原因になる疾患を調べる ための検査
FDP （フィブリン・フィブリ ノーゲン分解産物）	血栓ができていることを反映 する DIC の診断基準に使う 	フィブリノゲンやフィブリンなどを分解 したときにできる、さまざまな大きさの 物質をまとめて測定したもの。
Dダイマー "DD" ともかく	血栓ができていることを反映 する 肺塞栓症やDVTなどの 血栓症の診断基準の1項目	FDPのなかの1つ。 安定化フィブリンを分解したとき （2次線溶）にできるもの。 FDP/DD比が高いと、1次線溶が 亢進していることをあらわす。

ガンバレ皆!!

〈生化学①〉

C反応性タンパク (CRP)	☆炎症反応の有無、程度がわかる	炎症があると肝臓からつくられるタンパク質の1つ。感染や体内の組織が障害されると上昇する
血清総タンパク (TP)	フー 血清タンパクをおもにつくっているのは肝臓！	アルブミンを含むタンパク質をまとめて測定したもの。タンパク質のほとんどは肝臓で合成されるため、肝臓の機能がわかる。また、尿タンパクが多いとTPは低下する
血清アルブミン (Alb)	Albは血液中のタンパク質の一種 栄養状態の指標	栄養・代謝物質の運搬、浸透圧の維持などの役割。栄養状態の指標にもなる
総ビリルビン (T-Bil)	肝機能の異常があるとき、疾患の種類を調べる… ビリルビンは胆汁色素 ※総ビリルビン値が、2.0〜3.0mg/dL以上で眼球結膜や皮膚に黄疸が現れる	肝臓や胆道系の異常がわかる。「間接ビリルビン＋直接ビリルビンの値」肝機能の異常だけなら、間接ビリルビンが、胆道系の異常があると、直接ビリルビンが上昇
AST (GOT)	☆AST、ALTが存在する組織が破壊されると血液中に出てくる…それを調べる…	アミノ酸生成にかかわる酵素。肝臓、心筋、骨格筋、脾臓、腎臓、赤血球などに分布するが、とくに肝臓に多く肝機能の異常を調べることができる
ALT (GPT)	肝機能の異常を調べる	ASTに比べて、ALTはほとんどが肝臓に分布している。ASTに比べて半減期が長い。肝機能の異常、肝臓疾患の診断に欠かせない検査。☆ASTとALTの数値を比較することで、疾患の種類が絞れる…

セットで測れる

● 採血のあれこれ

89

〈 生化学② 〉

ALP （アルカリホスファターゼ）	☆胆道,肝臓,骨代謝の異常がわかる 急性肝炎や肝硬変などで数値↑	ALPは肝臓に多く,小腸・骨・胎盤にも分布している酵素. 肝臓で処理されて,胆汁に流れ出す.胆道系で閉塞などの異常があると,上昇するが,肝炎や肝硬変ではあまり変化しない.
γ-GTP ガンマ （γ-GT）	ふぃ〜… アルコール性肝炎ではγ-GTP上昇↑	胆道系酵素の一種で,アルコール摂取量との相関関係が強い. **アルコール性肝障害の指標の1つ.**
LDH （LD）	君…どこの臓器の子…? がし　LDアイソザイム ※LDアイソザイムっていうのが臓器によって特有の構造になっている	乳酸脱水素酵素（LDH）は細胞に障害があると血液中にも出す. 肝臓,心臓,赤血球,筋肉に多く存在し,LDアイソザイム検査結果と合わせて異常がある臓器を推定する
CK （CPK）	筋肉細胞や脳が障害を受けるとCK値上昇↑ 心筋　筋肉　脳	"クレアチンキナーゼ（Ck）" 心筋や骨格筋,平滑筋に存在し,これらに障害が起こると血中にCKが流出し数値が上昇する CkにもアイソザイムがありCK-MBはおもに心筋由来
アミラーゼ （AMY）	すいぞう 膵液が…唾液腺が… 膵炎の経過をみるときにも使用するよ!!	おもに膵臓や唾液腺から分泌されている消化酵素の1つ.「P-Amy（P型アミラーゼ）」は,膵臓に多く存在するため,膵臓の異常を調べられる.
血中尿素窒素 （BUN）	BUNは肝臓と腎臓の異常を調べる	タンパク質を肝臓で処理し,尿素を産生.それを腎臓から排泄する.腎障害があると,BUNが上昇.消化管出血があると,腸から血液（タンパク質でもある）を吸収するため,BUNが上昇する.
血清クレアチニン （Scr） "Cre"ともかく!	**腎機能の評価**	クレアチニンは腎臓で濾過・排泄されるが,腎臓に異常があると排泄されなくなり,クレアチニンの血中濃度が高くなる

セットで測れる

90

〈生化学③〉

尿酸 (UA)	こ゛れはプリン 尿酸は細胞の 核酸に含まれている プリン体の代謝で 生じるもの 高値=痛風など…	尿酸値が高いと,痛風や尿路結石 になるリスクが上がる. なお,脱水症状でも上昇することがある. 腫瘍崩壊症候群でも上昇する ※2mg/dL未満は先天性疾患の可能性もあり 注意
ナトリウム (Na)	しょっぱい 塩 おもに, 食塩から摂取	身体に必須の電解質. 高すぎても,低すぎても問題…
カリウム (K)	ドクドク カリウム値が 異常だと… 不整脈や 心停止の リスクあり バナナはカリウム が多いので注意	こちらも身体には必須の電解質 神経や筋肉のはたらきに関与する. 腎臓から排泄されるため,腎機能 が悪いと上昇する.
クロール (Cl)	クロールの異常が疾患の異常ではなく, 電解質の異常がわかる 脱水症 など…	重炭酸イオンとともに重要な陰イオン 酸塩基平衡の調整や, 浸透圧の維持の役割
カルシウム (Ca)	牛乳 カルシウムは骨や歯の 形成,血液凝固, 筋収縮などに関係 している	カルシウムの調整を行う副甲状腺に 異常がないかや,骨に影響を及ぼす病気 を調べることができる
血清リン (P)	リンはカルシウムと ともに 骨や歯の成分に なるよ—	リンの濃度調整を行う副甲状腺 の機能,リンの排泄を行う腎臓に 異常がないか調べる 副甲状腺,腎臓,骨代謝の 異常がわかる ※低リン血症(2.5mg/dL未満)では, 突然死の可能性もあり注意!! (Re-feeding症候群など)
フフフ…	ガンバレ!ラインまで もう少しだ—! 血液…	

セットで測る（尿酸〜クロール）

セットで測る（カルシウム〜血清リン）

採血のあれこれ

91

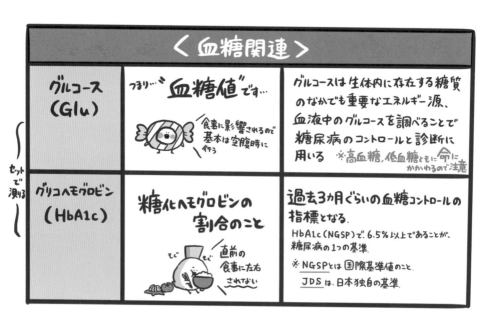

〈 生化学④ 〉		
HDLコレステロール （HDL-C）	・低いと注意 コレステロールの回収係	善玉コレステロール 過剰なコレステロールを回収する役割. 数値が低いと、回収が滞るため 動脈硬化が進行する危険性が ある
トリグリセライド （中性脂肪） （TG）	生活習慣病 発症の危険因子の1つ	中性脂肪はエネルギー源として重要だが、 過剰になると肥満・動脈硬化促進 などのリスクがある ※食事をとると、すぐに上昇するので注意 （食後4〜5時間がピーク）
LDLコレステロール （LDL-C）	・高いと注意 コレステロールの配送係	悪玉コレステロール 数値が高いと動脈硬化が進行する 危険性がある

セットで測る

〈 血糖関連 〉		
グルコース （Glu）	つまり… 血糖値 です… 食事に影響されるので 基本は空腹時に行う	グルコースは生体内に存在する糖質 のなかでも重要なエネルギー源、 血液中のグルコースを調べることで 糖尿病のコントロールと診断に 用いる ※高血糖、低血糖ともに命に かかわるので注意
グリコヘモグロビン （HbA1c）	糖化ヘモグロビンの 割合のこと 直前の 食事に左右 されない	過去3カ月ぐらいの血糖コントロールの 指標となる. HbA1c（NGSP）で 6.5%以上であることが、 糖尿病の1つの基準 ※NGSPとは国際基準値のこと JDSは、日本独自の基準

セットで測る

〈内分泌系〉

甲状腺刺激ホルモン（TSH） 遊離トリヨードサイロニン 遊離サイロキシン （Free T3 / Free T4）	甲状腺の機能異常があるとき 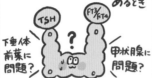下垂体前葉に問題？　甲状腺に問題？	TSHは下垂体前葉から分泌され、甲状腺にはたらきかけて、甲状腺から甲状腺ホルモン（FreeT3/FreeT4）がつくられ分泌される。 甲状腺ホルモンは様々な臓器にはたらきかけて、代謝を亢進させる。 TSHとFT₃/FT₄(FreeT3)(FreeT4)を同時に測定することで、下垂体か甲状腺か、どちらに異常があるか推定できる
BNP /NT-pro BNP （脳性ナトリウム利尿ペプチド）	心不全の診断や病態把握に使用される 心筋の疾患がないか調べる	心筋から分泌されているホルモン。利尿作用・血管拡張作用など、血圧を下げたり、循環血液量を減らしたりして、とりかく心臓の負担を取るためにはたらく

●採血のあれこれ

必ずしも…「腫瘍マーカー上昇＝がん」ではない!!

〈腫瘍マーカー①〉

がんの診断や治療効果の判定および再発の指標として用いる。腫瘍のスクリーニング検査としても用いることがある

AFP （α-フェトプロテイン）	肝臓のがんなどに有効 肝硬変や肝炎などでも高値になる	肝細胞がんなど
CEA （がん胎児性抗原）	※消化器系以外でも広く陽性を示すが、臓器特異性が低く、この検査のみでは診断はできない	おもに消化器系がんや、肺がんのスクリーニングになる 幅広く反応する

※ 同じ臓器のがんでも、組織型によって、上昇するマーカーが違うこともある（肺がんなど）

〈腫瘍マーカー②〉

PSA	前立腺がんになるとPSA高値になる♪ ↖前立腺 ↖ぼうこう 前立腺炎、肥大でも高値になる…	前立腺がんなど
CA19-9	膵臓、胆のう、胆管など消化器系がんに有効 すーい	おもに消化器系がんのスクリーニングになる
sIL-2R (可溶性IL-2受容体)	自己免疫疾患などで高値を示す… IL（インターロイキン）は、リンパ球やマクロファージが分泌する。免疫応答の調整を行う役割	悪性リンパ腫、成人T細胞性白血病（ATL）など

〈抗体関連〉

HBs抗原	結果が陰性が正常 B型肝炎かどうか	B型肝炎ウイルスの表面に存在し、結果が陽性だと"B型肝炎（HBV)"に感染している
HCV抗体	こちらも結果が陰性が正常 C型肝炎かどうか	C型肝炎ウイルスに感染したときに体内に現れるのが、HCV抗体。結果が陽性だと、HCVに感染している（もしくは感染したことがある）
抗核抗体 （ANA）	★膠原病や自己免疫疾患の診断・スクリーニングに有用。	どの染色パターンの抗核抗体が陽性かがわかる。この結果をうけて、さらにどの種類の抗体なのかを絞っていく。

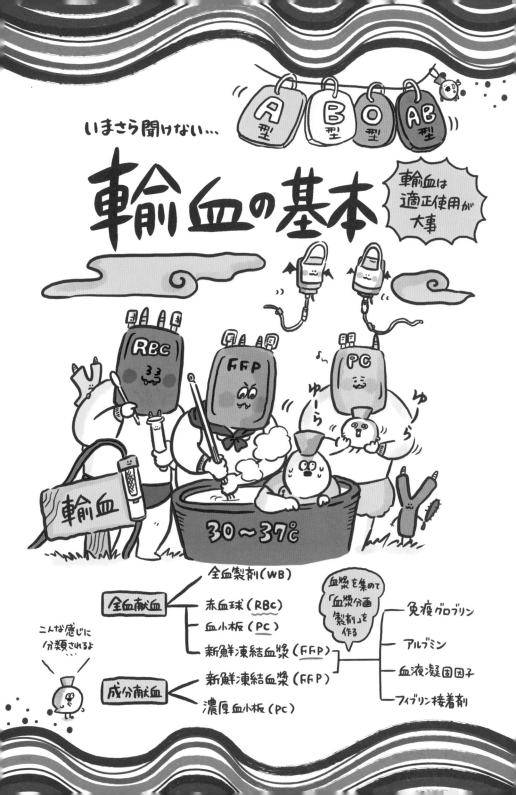

＜血液製剤の種類＞

	品名（略号）	成分	適応	有効期間	保存温度
血液成分製剤	赤血球液（RBC）真っ赤だよ！	赤血球	貧血、大量出血	21日	2〜6℃
	新鮮凍結血漿（FFP）凍ってるよ！	血漿	凝固因子の補充 肝障害・大量輸血時（重篤な出血が予測されるような）	1年間	−20℃以下
	血小板（PC）穏やかに手で振ろうとする！	血小板	血小板減少	4日	20〜24℃
血漿水分画製剤	アルブミン（ALB）	アルブミン	出血性ショック 急性またはコントロールできない低タンパク血症	2年間	〜30℃ 禁凍結
	免疫グロブリン ベニロンとか…	人免疫グロブリンG	ITP、川崎病、CIDP、ギランバレー症候群など	2年間	〜10℃ 禁凍結
	第Ⅷ因子製剤（FⅧ）	血液凝固第Ⅷ因子製剤	血友病	2年間	

"IVIG"（Intravenous Immunoglobulin）は「免疫グロブリン療法」と訳すのが一般的。

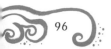

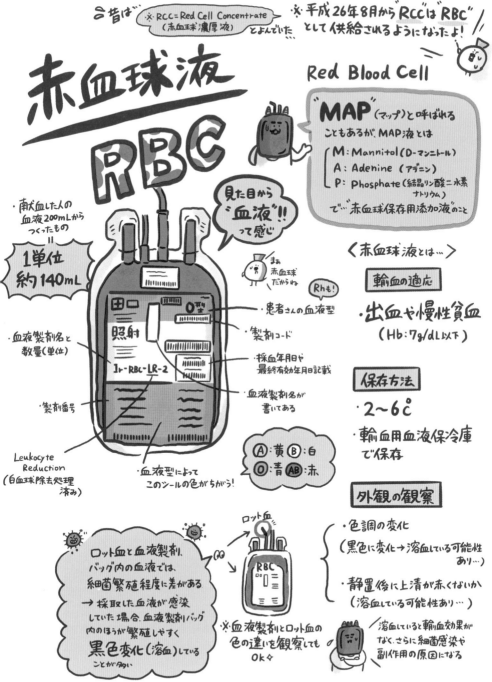

昔は… ※RCC=Red Cell Concentrate（赤血球濃厚液）とよんでいた

※平成26年8月からRCCは"RBC"として供給されるようになったよ!

赤血球液
RBC

Red Blood Cell

"MAP"（マップ）と呼ばれることもあるが、MAP液とは
M : Mannitol（D-マンニトール）
A : Adenine（アデニン）
P : Phosphate（結晶リン酸二水素ナトリウム）
で… 赤血球保存用添加液のこと

・献血した人の血液200mLからつくったもの
＝
1単位 約140mL

見た目から"血液"!!って感じ

まぁ赤血球だからね

Rhも!

・患者さんの血液型
・製剤コード
・採血年月日や最終有効年月日記載
・血液製剤名が書いてある

・血液製剤名と数量（単位）

Ir-RBC-LR-2

・製剤番号

Leukocyte Reduction（白血球除去処理済み）

・血液型によってこのシールの色がちがう!

Ⓐ：黄 Ⓑ：白
Ⓞ：青 ⒶⒷ：赤

〈赤血球液とは…〉

輸血の適応

・**出血や慢性貧血**
（Hb：7g/dL以下）

保存方法

・**2〜6℃**
・輸血用血液保冷庫で保存

輸血の基本

外観の観察

・色調の変化
（黒色に変化→溶血している可能性あり…）

・静置後に上清が赤くないか
（溶血している可能性あり…）

ロット血と血液製剤バッグ内の血液では、細菌繁殖程度に差がある
→ 採取した血液が感染していた場合、血液製剤バッグ内のほうが繁殖しやすく
黒色変化（溶血）していることが多い

ロット血

RBC

※血液製剤とロット血の色の違いを観察してもOK♪

溶血していると輸血効果がなく、さらに細菌感染や副作用の原因になる

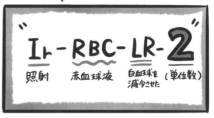
RBC

投与速度

○ 英語だとUnitなので「2U」
○ ドイツ語だとEinheitなので「2E」

・基本は 2単位(2E)を 1時間で投与

（はじめの10〜15分は 1mL/分、その後5mL/分）

1単位は
約140mL
2単位は約280mL

※長時間の輸血のリスク…

うようよ
"" ""
・細菌汚染

・血液製剤の
質低下

※ちなみに…

"k"
"k"
◁ 放射線照射後から
時間の経過とともに
血清中のカリウムが遊離
して、カリウム濃度が上昇
することがある➡

高カリウム血症や腎障害の
ある患者さんは注意‼

投与前に行われる検査

{
・血液型検査
・不規則抗体検査
・交差適合検査(クロスマッチ)
}

/ 検査については、
P.121 参照
検査にて
溶血性副作用を予防する

こーいう感じで
ラベルに記載されている！

略号について

☆白血球除去(LR処理)を
したうえで、放射線照射をして、
残存した白血球を不活化させる。
これで輸血による移植片対
宿主病(GVHD)を予防できる

製造過程では…
白血球減少
↓
放射線照射
の順…

Ir：照射
（Irradiation）

RBC：赤血球液

LR：白血球を減少

かつて
RBC-LRは
赤血球MAP
とよばれていた
もの

"Ir-RBC-LR-2"
照射　赤血球液　白血球を　（単位数）
　　　　　　　減少させた

"LR製剤って何…?"

→ 平成19年1月16日より
すべての製剤は保存前に白血球を除去するようになる

☆保存による凝集塊の発生や、発熱反応などの
輸血関連副作用の予防のために白血球が除去される

新鮮凍結血漿
FFP

Fresh Frozen Plasma

・献血した人の血液(全血)
　200mLからつくったもの
　‖
【1単位 約120mL】

見た目は淡黄色.凍ってるよ!

融解して使用するよ

FFP-LR-1 A型

FFP-LR-1

箱と、ビニールに入っているよ!

<新鮮凍結血漿とは…>

輸血の適応

・凝固因子の補充
（肝障害やDICなどによる
　複合性の凝固障害に対して）

保存方法

・-20℃以下
・使用時は、ビニールに入れたまま
30〜37℃ のお湯で
融解して **3時間以内** に輸血
する（再凍結はダメ!! すぐに使用しないとき
は、2〜6℃の冷蔵庫で保存）

"冷凍保存の理由"
・血漿には、凝固因子を
　非特異的に分解する
　タンパク分解酵素がある

↓

常温・冷蔵（4℃でも）だと
凝固因子の分解が進んでしまう

つまり冷凍は
凝固因子の分解を抑制する

直接お湯をかけないで、お湯につけてね

注意 FFP投与予定時間を考えてから融解してね!!

ビニールに入れたまま

こまめにお湯の温度調整

ダメ

高温

・早く融解したくても
　高温はダメ!

出しているお湯が高温になってしまうこともある

や

・お湯を流しっぱなしで離れてしまうのも
　ダメ!

● 輸血の基本

99

外観の観察

FFP

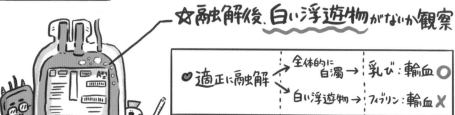

☆融解後、白い浮遊物がないか観察

♡適正に融解 →
- 全体的に白濁 → 乳び：輸血 ○
- 白い浮遊物 → フィブリン：輸血 ✗

※ 乳びとは、血液中の脂肪成分（おもに中性脂肪）が析出し、全体的に白く濁って見えること

白い浮遊物は融解温度が高いときに、タンパク質の熱変性でフィブリンが変性したもの

乳びは、おもに献血者の 食事タイミング （食後は中性脂肪が上がる）が影響している。この製剤を輸血することには 問題はない（乳びが強いものは製剤にならない）

乳びはFFPが全体的にクリーム色になる

投与速度

・基本は2単位(2E)を40〜60分で投与

（はじめの10〜15分は 1mL/分、その後は 5mL/分）

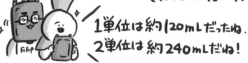

1単位は約120mLだったね。
2単位は約240mLだね！

血小板 PC

Platelet Concentrate

〈血小板とは…〉

輸血の適応

・血小板が減少、またはその機能が低下していて、重篤な出血がある、または出血が予想される場合

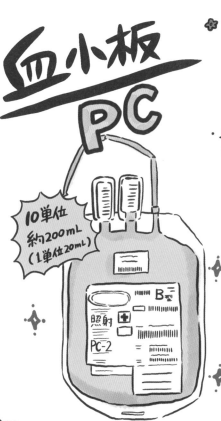

10単位
約200mL
(1単位20mL)

B型
照射
PC-2

明らかな出血がない場合、
→ Pltː 2万/μL以下が原則
※ Pltが5万/μL以上なら基本的には輸血不要

疾患ごとに適正を考えて使用する

保存方法

・20〜24℃（要振とう）

・できるだけすみやかに使用！

※ 振とう器がない場合は、30分ごとに手で、穏やかに振とうする

⚠ 冷所保存（15〜18℃以下）は不可…

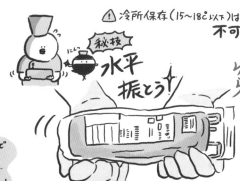

秘技
水平振とう！
ゆらゆら
❀ やさしく ❀

『なぜ振とうが必要？』

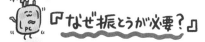

① 血小板はバッグ内の酸素を使って好気的解糖を行って、エネルギーをつくり、機能を維持できる

つまり、バッグ内の酸素交換を促進するため

② 振とうさせないと、周辺の酸素が欠乏することで嫌気的解糖にて乳酸が生まれてしまう…
乳酸が増えすぎるとpHが下がり、解糖反応ができなくなり、血小板機能が低下する⤵

できてしまった乳酸を一ヵ所に溜めないためにも振とうが必要

☆血小板は温度管理（20〜24℃）
　　　　と
振とうが大切‼ ということがわかってもらえたかな…?

なので一…

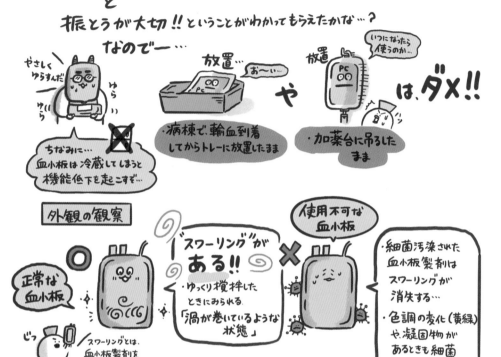

やさしく
ゆらすんだ
ゆら
ゆら

ちなみに…
血小板は冷蔵してしまうと
機能低下を起こすぞ…

放置…
お〜い…

・病棟で、輸血到着
してからトレーに放置したまま

放置
PC
いつになったら
使うのか…

は、ダメ‼

・加薬台に吊るした
まま

外観の観察

"スワーリング" が
ある‼
・ゆっくり攪拌した
ときにみられる
「渦が巻いているような
状態」

使用不可な
血小板

正常な
血小板

じっ

スワーリングとは、
血小板製剤を
蛍光灯にかざして
ゆっくり攪拌したときに
現れる渦のようなもの

・細菌汚染された
血小板製剤は
スワーリングが
消失する…

・色調の変化（黄緑）
や、凝固物が
あるときも細菌
汚染の可能性が
ある

投与速度

・基本は10単位（10E）を約1時間で投与

（はじめの10〜15分は1mL/分、その後は5mL/分）

要チェック⁄

※血小板は アレルギー反応（蕁麻疹・搔痒感など）が出現しやすく

初回アレルギー反応が出た場合、2回目以降

ソル・コーテフ®などの前処置を行う
（ステロイド）

指示簿
を確認
してね‼

102

アルブミン製剤

血漿分画製剤

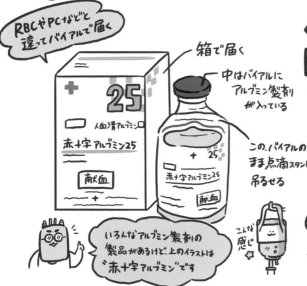

RBCやPCなどと違ってバイアルで届く

箱で届く

中はバイアルにアルブミン製剤が入っている

このバイアルのまま点滴スタンドに吊るせる

こんな感じ☆

いろんなアルブミン製剤の製品があるけど上のイラストは"赤十字アルブミン"です

〈アルブミン製剤とは…〉

輸血の適応

・高度なタンパク低下や、重度の熱傷・出血や外傷によるショックなど…

↓

そのなかでも浸透圧によって適応がかわる

等張（4.4%や5%）

・少ない輸血量で多くの血漿容量を回復できる
〈循環血漿量を保持する場合に使用

（例）外傷、手術、熱傷などで〈循環血漿量が大幅に減少する場合

大量の体液が奪われたとき…

アルブミン製剤の種類

☆ 等張アルブミン製剤（4.4%、5%）

・献血アルブミネート®
・アルブミナー®（非献血）
など

☆ 高張アルブミン製剤（20%、25%）

・赤十字アルブミン（献血）

水分が体にたまっているとき

高張（20%や25%）

・血漿浸透圧を上昇させることで
血管外の水分を血管内に
戻す　・血管外に蓄積した水分を血管内に移動させる

（例）浮腫、胸水、腹水など

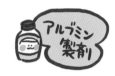
アルブミン製剤

保存方法

・〜30℃で室温保存

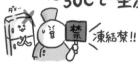
凍結禁!!

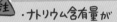
注 ・ナトリウム含有量が
多いため、循環血漿量増加作用
があるので心疾患などの患者さんは
負荷に注意

投与速度

急速投与は禁忌✕

・1時間あたり、アルブミン10〜15g以内
（20%アルブミン50mLの場合、60分ほどかけて投与）

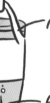
バイアルについている
ツールで点滴スタンドに
吊るす

Air針がないと
滴下困難…😣

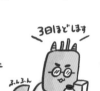
3日ほどします

アルブミン製剤は
**投与3日間をめどに
投与効果を判定する**
（患者さんの病態に応じて
2〜3日で分割投与）

基本輸血は
単独投与

☆血漿分画製剤はフィルターを通す必要が
ないので**輸液用ルートでOK**

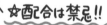

☆配合は禁忌!!

ブドウ糖
・中性に近い輸液（5%TZ,生食）以外の
輸液製剤や他剤との混合は避ける

これも
しっかり
"輸血"
です!!

血漿分画製剤も
"**血液製剤**"だということをしっかり認識して
副作用や感染（血液の取り扱いと一緒）
に注意してね!!

免疫グロブリン製剤

〈免疫グロブリン製剤とは…〉

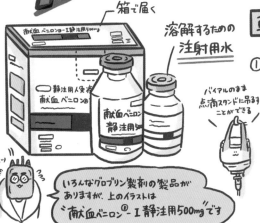

- 箱で届く
- 溶解するための注射用水
- バイアルのまま点滴スタンドに吊るすことができる

いろんなグロブリン製剤の製品がありますが、上のイラストは"献血ベニロン®-I静注用500mg"です

輸血の適応

① 敗血症ショック、重症感染症の場合

・発症早期に免疫グロブリンが産生抑制や漏出、消耗などで減少してしまう
↓
補充することで、ウイルス・細菌・毒素への抵抗力と炎症性サイトカインの抑制効果を生じていると思われる

② 自己免疫疾患の場合

重篤な感染症を起こさないために!!

- ・特発性血小板減少性紫斑病(ITP)
- ・川崎病
- ・慢性炎症性脱髄性多発ニューロパチー(CIDP)
- ・ギラン・バレー症候群(GBS)
- ・天疱瘡 ・重症筋無力症(MG)
- ・チャーグ・ストラウス症候群(CSS)
- ・多発性筋炎・皮膚筋炎(PM/DM)

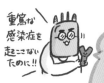

生まれつき体内で免疫グロブリンがまったくつくられない場合や、すこししかつくられない「無または低ガンマグロブリン血症」にも適応する

・自己抗体の邪魔をして自分の細胞・組織が破壊されるのを抑制する!
免疫グロブリンが十分に体内にあるので自己の抗体産生が抑制される
炎症性サイトカインの抑制

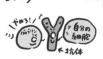

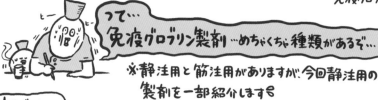

って…
免疫グロブリン製剤 …めちゃくちゃ種類があるぞ…

※静注用と筋注用がありますが、今回静注用の
製剤を一部紹介します💧

一部ですが…

免疫グロブリン製剤の種類と効能（静注用）

効能 ＼ 製剤名	静注用				
	献血ベニロン®-I静注用	献血ヴェノグロブリン®IH5%静注	献血グロベニン®-I静注用	献血ポリグロビン®N5%静注	ガンマガード®静注用2.5g
無または低ガンマグロブリン血症	○	○	○	○	○
重症感染症における抗菌薬との併用	○	○	○	○	○
特発性血小板減少性紫斑病 (他剤が無効で、著明な出血傾向があり、外科的な処置または出産など一時的な止血管理を必要とする場合)	○	○	○	○	
川崎病の急性期 (重症であり、冠動脈障害の発生の危険がある場合)	○	○	○	○	
ギラン・バレー症候群 (急性増悪期で歩行困難な重症例)	○				

ほかにも製剤や効能も
あります…💧

免疫グロブリン製剤

保存方法

※製剤によって使用方法,管理確認

・〜10℃で凍結禁!!

・有効期間は2年間

☆よく使用される"献血ベニロン®-I"は30℃以下の室温保存

保管場所から取り出して約3分後には投与可能☆

投与速度 (※献血ベニロン®-Iの場合…)

・投与開始時の慎重投与時間は30分

・投与可能な最高速度は,0.06mL/kg/分

例えば,50kgの患者さんであれば,0.5〜1.0mL/分 出だし,ゆっくりだね…

初日の投与開始30分間は 0.01〜0.02mL/kg/分で投与.徐々に投与速度をあげてもOK!
（2日目以降は前日に耐用した速度で投与可）

⚠️ 急速投与は,血圧低下(↓)を起こすことがある…

（とくに低または無ガンマグロブリン血症の患者さんは要注意）

溶解方法 (※献血ベニロン®-Iの場合…)

各製剤の添付文書に従ってね

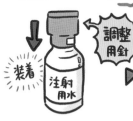

調整用針

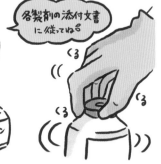

① キャップを外してゴム栓消毒後.「先に!」と表示されている側を溶剤バイアルに刺す

注！順番を間違えると溶解剤が移行しない…!

② 調整用針のキャップを外して逆さにして製剤バイアルに刺す

③ 溶剤がすべて移行したら,調整用針をゆっくり抜く

④ バイアルの首を持って円を描くように回す（すべて溶けたら完了）

※500mg製剤には調整用針がついていない

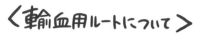
＜輸血用ルートについて＞

▶赤血球液（RBC）と
　新鮮凍結血漿（FFP）

※輸血用ルートは、血液製剤中の大凝集塊（マクロアグリゲート：顆粒球、血小板、フィブリン、赤血球からなる混合物）や、マイクロアグリゲート（170μm以下の凝集塊）を除去する目的で用いる

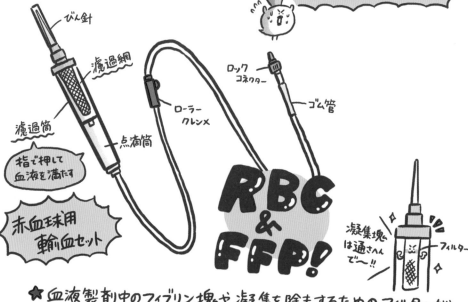

びん針

滤過網

ロックコネクター

ゴム管

滤過筒

ローラークレンメ

点滴筒

指で押して血液を満たす

赤血球用輸血セット

凝集塊は通さへんで〜!!

フィルター（メッシュ）

★ 血液製剤中のフィブリン塊や凝集を除去するためのフィルターがびん針のすぐ下（点滴筒上部）にある

★ 新鮮凍結血漿（FFP）輸血時や自己血輸血の際にも使用

～赤血球輸血用セット（テルフュージョン®輸血セット）～

・メッシュの口径：175～210μm
・メッシュの位置：点滴筒上部
・適応：赤血球製剤輸血
　　　　新鮮凍結血漿（FFP）

マクロアグリゲートを取り除くため

点滴量

・1mL≒20滴
滴下方式で投与するときは、1滴の容積が血液製剤によって異なることがあるので注意

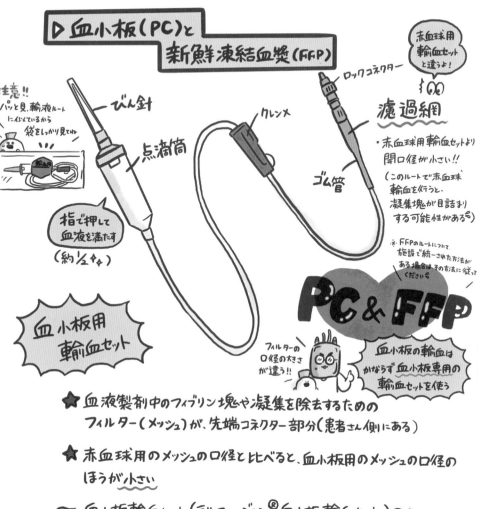

▷ 血小板(PC)と
　　　　新鮮凍結血漿(FFP)

赤血球用
輸血セット
と違うよ!

注意‼
パッと見,輸液ルート
に似ているから
袋をしっかり見てね

びん針

点滴筒

クレンメ

ロックコネクター

濾過網

・赤血球用輸血セットより
開口径が小さい‼
(このルートで赤血球
輸血を行うと,
凝集塊が目詰まり
する可能性がある)

ゴム管

指で押して
血液を満たす
(約½ﾀﾝ)

※ FFPのルートについて
施設で統一された方法が
ある場合は,その方法に従って
ください。

PC & FFP

血小板用
輸血セット

フィルターの
口径の大きさ
が違う‼

血小板の輸血は
かならず血小板専用の
輸血セットを使う

★ 血液製剤中のフィブリン塊や凝集を除去するための
　フィルター(メッシュ)が、先端コネクター部分(患者さん側にある)

★ 赤血球用のメッシュの口径と比べると、血小板用のメッシュの口径の
　ほうが小さい

〜 血小板輸血セット(テルフュージョン®血小板輸血セット)〜

{ ・メッシュの口径:140〜170μm

・メッシュの位置:先端コネクター部分

・適応:血小板輸血 }

点滴量

・1mL≒20滴
1滴あたりの容積が
製剤によって異なる可能性
があり注意

濾過網がロックコネクター付近にあることで
チューブ内に残る血小板製剤が少なく有効利用できる

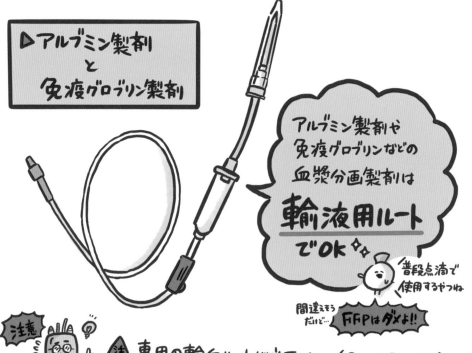

▷アルブミン製剤
と
免疫グロブリン製剤

アルブミン製剤や
免疫グロブリンなどの
血漿分画製剤は
輸液用ルート
でOK ◇◇

普段点滴で
使用するやつね

間違えそう
だけど… FFPはダメよ!!

注意

輪血時
ルート注意

専用の輪血ルートが必要なもの(RBCやFFP, PC)に
輸液セットをつなぐと…詰まったり、無理に加圧して
投与すると溶血のリスクになる

つまり…まとめると… ポイッ ちなみに
輪血セットは再使用禁止!!

FFPのルートは施設で
統一された方法があれば、
そちらに従ってる

・赤血球液 (RBC)…赤血球用輪血セット

・新鮮凍結血漿 (FFP)…赤血球用でも血小板用でもどちらでも可!

・血小板 (PC)…血小板輪血セット

・アルブミン製剤, 免疫グロブリン製剤…輸液セット

＜中心静脈ライン（CV）からの輸血について＞

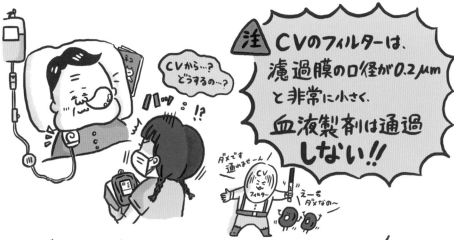

注 CVのフィルターは、濾過膜の口径が0.2μmと非常に小さく、血液製剤は通過しない！！

ダメです 通れませーん

CVの ここ フィルター

えーっ ダメなの〜

CVから…？ どうするの…？

☆ 輸血は単独ラインでの実施が原則

┗ CVルートから投与するときはCVフィルターを通さずに投与

…とはいえ、CVからの輸血は閉塞や感染のリスクがUPするので注意！！

フィルターの上から投与すると詰まります！

CVフィルターの下（患者さん側）から投与

● 輸血の基本

☆（末梢の輸液ラインから投与するときも）一度輸液を中断して輸血の実施前後で生理食塩液で**フラッシュ**する

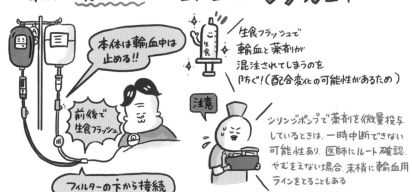

本体は輸血中は止める！！

前後で生食フラッシュ

フィルターの下から接続

生食フラッシュで輸血と薬剤が混注されてしまうのを防ぐ！（配合変化の可能性があるため）

注意 シリンジポンプで薬剤を微量投与しているときは、一時中断できない可能性あり。医師にルート確認。やむをえない場合、末梢に輸血用ラインをとることもある

111

⟨輸液ポンプを使用したいとき…⟩

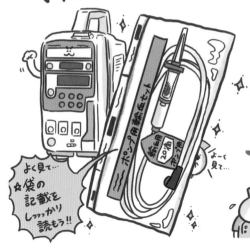

よく見て…
☆袋の
記載を
しっっかり
読もう‼

よーく
見て…

・輸液ポンプは輸血セットのルートを
ローターで圧迫するため溶血しにくい
素材と口径が必要になるので…

輸液ポンプ用の
輸血セットを使用する！

正確なIN-OUTバランスが要求される重症
患者さんに適応するが
溶血や血管外漏出のリスクはある

＜輸血のときに使用する針って…？＞

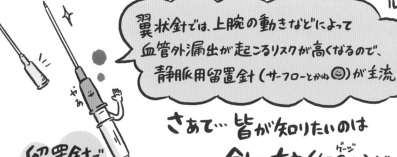

つまりは ルートキープ!!

翼状針では、上腕の動きなどによって 血管外漏出が起こるリスクが高くなるので、 静脈用留置針（サーフローとかね☺）が主流

留置針で ルートキープ

さぁて… 皆が知りたいのは 針の太さ（何Gか）だよね…？

G数が小さい ＝太い

針の内径が大きいほうが、たしかに 急速・大量輸血には適している

`輸血時の針の太さ`

☆ 輸血を自然滴下で行うときは **18〜20G** の注射針が勧められて いる… が!! 血管が細くて、18Gの針が挿入できるとは限らない…

⇒ 患者さんの血管の太さに応じて **18〜24G** 前後まで、 どの太さでも安全に輸血実施は可能

（日赤サイトでは）※22Gで1.5mL/秒を超えるまではほとんど大丈夫. 　　　　　　　　　24Gで0.3mL/秒を超える速度は溶血しやすい…

これが〜 一番大事 〜♪

推奨されている留置針のサイズ

針のサイズ (G)	輸血に関する臨床的適応
14,16,18	急速投与に備える
20	通常の輸血での使用が望まれる（静脈の太さが問題なければ）
22	静脈の太さや患者さんの希望に応じて使用可
24	（小血管での）輸血時に使用可

大量輸血時やポンピング するようなときは、18Gなど が良い!!

「指定された流量において 自然滴下により、 規定通り輸血が 実施できる」 ことが重要!!

これ!→

シリンジポンプ 使用時は溶血のリスク…⤵

● 輸血の基本

輸血時の副作用 17チェック項目

1. 発熱（≧38℃, 輸血前値から≧1℃上昇）
2. 悪寒・戦慄
3. 熱感・ほてり
4. 掻痒感・かゆみ
5. 発赤・顔面紅潮
6. 発疹・蕁麻疹

> 輸血開始30分以内での呼吸困難は重症の可能性

(注) 7. 呼吸困難（チアノーゼ, 喘鳴, 呼吸状態悪化など）
8. 嘔気・嘔吐
9. 胸痛・腹痛・腰背部痛
10. 頭痛・頭重感

> 重症の可能性あり

(注) 11. 血圧低下（収縮期血圧≧30mmHgの低下↓）
12. 血圧上昇（収縮期血圧≧30mmHgの上昇↑）
13. 動悸・頻脈（成人：100回/分以上）
14. 血管痛

(注) 15. 意識障害 　重症の可能性あり

(注) 16. 赤褐色尿（血色素尿）　おしっこが赤い!?　重症の可能性あり
17. その他（16項目のどれにも該当しない症状・所見があるとき）

⟨輸血時の副作用について…⟩

※即時型：24時間以内に発生

※遅発型：1日〜数週間以内に発生

輸血副作用の分類

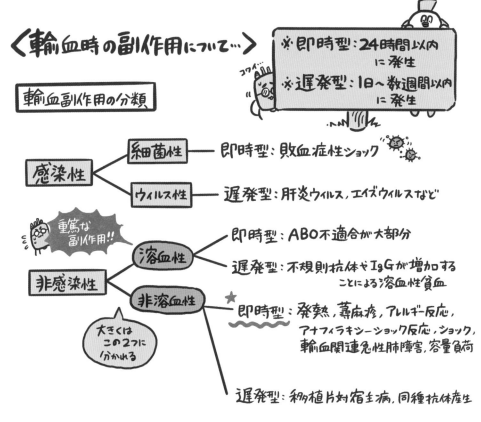

感染性
- 細菌性 ── 即時型：敗血症性ショック
- ウイルス性 ── 遅発型：肝炎ウイルス，エイズウイルスなど

重篤な副作用!!

非感染性
- 溶血性
  - 即時型：ABO不適合が大部分
  - 遅発型：不規則抗体やIgGが増加することによる溶血性貧血
- 非溶血性 ★
  - 即時型：発熱，蕁麻疹，アレルギー反応，アナフィラキシーショック反応，ショック，輸血関連急性肺障害，容量負荷
  - 遅発型：移植片対宿主病，同種抗体産生

大きくはこの2つに分かれる

※ 生命にかかわる重篤な副作用 ⇒ 溶血性輸血副作用

急性 …‥
- 輸血後24時間以内
- 血管内溶血が大部分
- ABO不適合輸血によることが多い

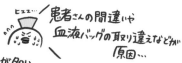

患者さんの間違いや血液バッグの取り違えなどが原因…

遅発性 …‥
- 輸血後24時間以降
- 血管外溶血が大部分
- 不規則抗体による溶血でも同様の症状になることがある

輸血後3〜14日で溶血所見

※ほとんどは、過去の輸血で感作され（抗体がつくられ）2回目以降の輸血で、その抗体の影響で引き起こされる

"急性溶血性輸血副作用"は…
AHTR (Acute Hemolytic Transfusion Reaction)

原因

患者さん間違いなど

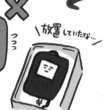
放置していたな…

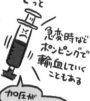
ぐっと

急変時などポンピングで輸血していくこともある

加圧が原因で溶血

おもに、ABO不適合輸血によって引き起こされる

▶おもな原因はABO不適合輸血

・赤血球製剤を室温で長時間放置で品質低下

・ポンピング操作で急速輸血を行うときと輸血ルート内の加圧の影響

機械的・物理的要因でも引き起こされることがある

患者さんの抗体と輸血された赤血球膜上の抗原が反応して起こる

溶血

▶赤血球が壊れると…

・サイトカインの過剰産生
・血圧低下
・腎不全
・DICなどを引き起こす…

あぁぁぁ～…

これを投与すると…

IN
～血管～

壊れていく赤血球の膜

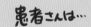
あぁぁぁ…　ヒエー!?　あぶ…

・血管内で輸血された赤血球の膜が破壊されてしまう

→赤血球の内容物が放出されて、補体活性化などにより

連鎖的に溶血が起こり死に至ることも…

患者さんは…

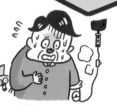

ぶっこわれた赤血球が排泄される…

おしっこが赤い…

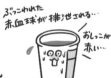

・輸血開始5分以内に発熱や呼吸苦・動悸の出現

・赤血球が破壊され溶血し、赤褐色尿の出現

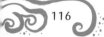

＜ 輸血時に起こる副作用（急性）のまとめ ＞

▷ ABO型不適合や Rh型不適合など溶血性の副作用

・輸血中または輸血直後に起こるもの（24時間以内）

原因は、**赤血球が溶血する（壊れる）こと**

溶血すると... ➡ 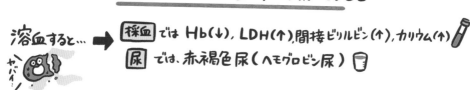 採血 では Hb(↓), LDH(↑), 間接ビリルビン(↑), カリウム(↑)

尿 では、赤褐色尿（ヘモグロビン尿）

↓

補体の活性化
サイトカインの放出 ＝ 血圧(↓), DIC, 頻呼吸, 頻脈, 発熱
腎不全 , 側腹部痛

※ヘモグロビン尿により腎臓がダメージを
受けることによるものと、
DICや血圧(↓)による腎障害の両方だと
思われる...

もし症状が出たら
すぐに輸血中止!! DICの対応を!!

▷ 発熱（≧38℃, 輸血前と比べて 1℃以上の体温上昇）

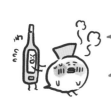 輸血中止か継続かは
医師の判断

もし、ショック症状があれば
即輸血中止！対応!!

▷ アレルギー反応 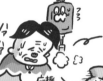 血小板で多い…

・血小板製剤による副作用のなかでは、多く見られる非溶血性副作用

・輸血直後の蕁麻疹、掻痒感など…

・抗ヒスタミン薬やステロイドを事前に投与して予防する場合は、
輸血の30〜60分前に実施する!!

ハァ ハァ
輸血止めて!!
応援要請と救急カート!!
フラ
フラ

※ 輸血開始30分以内の呼吸困難は
重症のアレルギー反応が疑われる

アレルギー反応による
口喉頭浮腫による気道狭窄を起こしている
可能性あり!!

全身性のものになると…

▷ **アナフィラキシー**

死に至ることも…

アレルギー反応も同様

・輸血開始から数分〜30分以内に発症

・血小板製剤で生じることが多く、繰り返し輸血を受けている血液
疾患患者さんに多い

（大半は、濃厚血小板の輸血で生じ、新鮮凍結血漿、赤血球液、全血がこれに次ぐ）

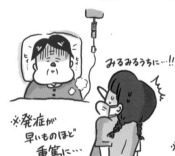

ヒィー ヒィー
みるみるうちに…!!

※発症が
早いものほど
重篤に…

・**典型的な症状**：
①〜④のうち、2つあればアナフィラキシー
④があればアナフィラキシーショック

① 皮膚・粘膜症状：皮膚紅潮・掻痒感
② 消化器症状：腹痛・嘔吐
③ 呼吸器症状：呼吸困難・喘鳴
④ 循環器症状：血圧低下・意識障害

※すぐに輸血中止、VS測定、Nsコールで応援要請!
アドレナリン投与、気道確保、O₂投与など対応!!

▶ 輸血関連循環過負荷 =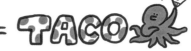

血圧が高い

・もともと心疾患があったり, 心臓がよくない高齢者や子どもに
輸血を急速に行うと, 循環負荷が起こって **うっ血性心不全** を
引き起こす可能性がある (→ 心不全から肺水腫を起こす)

何なに!?

血液が急にたくさん何…!?

▲ 心不全を起こす心臓…

ダータコさん

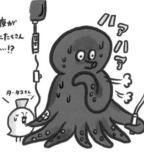

ハァハァ

〔TACOの症状〕

・急性の呼吸困難

・頻脈 ・血圧上昇(循環負荷のため)

・胸部X線上の肺水腫 など…

・6時間以内での発症が多い

輸血はSTOP!! 医師に報告!

> 輸血はただちに **中止** し, 心不全の治療開始になる

● 輸血の基本

▶ 輸血関連急性肺障害 = **TRALI**

トラリ

血圧が下がりやすい

致死的輸血合併症

・非心原性の急激な肺水腫による **呼吸困難を起こす**

・非溶血性輸血副作用で, 輸血後6時間以内の発症が多い
(多くは2時間以内…)

・心機能が正常で, 心負荷の所見(うっ血の所見)がないにもかかわらず,
輸血後に呼吸障害を起こす (※ **TRALIの詳細な機序は不明**…)

うーん

まだハッキリとした病態の解明が進んでいない…

献血製剤のなかの献血者(供給者)の
白血球に対する抗体が患者の白血球で
反応を起こす … といった仮説がある…

上でいう,
心負荷の所見 とは
(うっ血の所見)
血圧上昇や
頚静脈怒張
のこと…

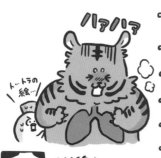

ハァハァ

トートラの絵…

○ 急激な肺水腫

○ 低酸素血症

○ チアノーゼ

○ 呼吸困難

○ 発熱

○ ピンクの泡沫状痰

○ 血圧低下

（P/F比）
$PaO_2/FiO_2 ≦ 300mmHg$
or
$SpO_2 < 90\%$（room air）

肺毛細血管の破綻より、肺水腫の特徴

◁X線上、
両側肺野の
浸潤影が確認される

もし輸血中に呼吸困難が出だしたら、輸血を止めてその場で
応援要請&
VS測定！

すぐに輸血を中止し、酸素投与や呼吸管理を行う

死に至ることもある…!!

ちなみに…

STOP!!

あぶない
捨てそう
だった…

SUTE
NAI
DE

注

※副作用が
出て中止になった
輸血

副作用の出現した輸血製剤は
勝手に破棄しない!!

※原因を調べたりするのに
輸血部門に返却する

副作用がなく空っぽになった
血液製剤バッグは感染廃棄物
として破棄してOk!!

＜輸血に必要な検査とは…？＞

▶血液型検査

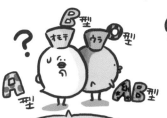

①ABO血液型検査　／血液型を調べるよ！

オモテ検査 → 赤血球膜上にあるA抗原, B抗原の有無を調べる

ウラ検査 → 血清中の抗A抗体, 抗B抗体の有無を調べる

 オモテ検査とウラ検査の血液型が一致して血液型を判定することができる

「ヒトは自分自身の赤血球上の抗原に反応しない抗体を有する」原則…

 "抗原"は, 赤血球の表面にある血液型の物質で、"抗体"は, 血清(血漿)の中にある赤血球に反応する物質

血液型を間違えて輸血すると、抗体が赤血球の抗原を攻撃して赤血球を破壊する　つまり溶血する
⇒これが **ABO不適合輸血**

つまり…イメージは…

※ O型はA・B・AB型に輸血可能だが、O型は抗A, 抗B抗体をもっているため, O型からしか輸血を受け入れない

A型は

❀赤血球ちゃん

私, A抗原持ってる

❀血清くん
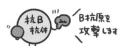
B抗原を攻撃します

B型は

❀赤血球ちゃん

私, B抗原持ってる

❀血清くん

A抗原を攻撃します

O型は

❀赤血球ちゃん

私, 抗原持ってない

❀血清くん

A抗原もB抗原も攻撃します

AB型は

❀赤血球ちゃん

私, A抗原もB抗原も持ってる

❀血清くん

抗体なし

つまーり!! 抗原抗体の関係で輸血可能な血液型は決まる

※ 輸血は同じABO血液型で行うのが大原則ですが…

緊急輸血する際に、もし血液型不明の人や血液型不適合でも輸血するのは…

O型の赤血球
か
AB型の血小板/血漿

のどちらか…

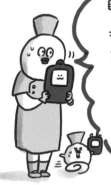

② Rh(D)血液型検査

・ABO血液型に次いで重要な "Rh血液型"

・Rh血液型は多くの抗原で構成されており、とくに (D,C/c,E/e) の5つの抗原が臨床的に重要

・そのなかの、D抗原の有無が輸血の際に重要とされている (D抗原は免疫原性が強いため) 抗原性が強いということ…

・通常 Rh(+)、Rh(−) といわれているのは D抗原のこと!

☆ Rh(−) つまりD抗原を持たない 患者さんに Rh(+) D抗原を持つ の輸血は ✕ (副作用の原因になる)

☆ Rh(+) D抗原を持つ の患者さんに Rh(−) D抗原を持たない の輸血は ◎

※ 日本人のRh(−)の頻度は約0.5% 〔99.5%はRh(+)の人〕

▷ 不規則抗体検査 (不規則抗体スクリーニング)

…うふ♡
えーっとね… どう説明すればいいかな…
その名のとおり、
"不規則抗体"を調べる検査！ …おわり…

ちゃんと説明するから
そんなにこらまないで

… いや、不規則抗体って何者…? っていう皆の
顔が見えるぞ…

・ "不規則抗体"とは…

前のページでも説明していたように、血液型は

ABO型だけではなく、ほかにも多くの抗原で構成されている

"D,C,E,c,e"とかだったね。もっとあるけど…

・ 赤血球製剤のABO型が患者さんと一致していても、ABO以外の血液型が

不一致であると、ABO以外の血液型に対する抗体が産生されることがある

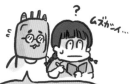

?   ムズカシイ…   ?
赤血球
抗体 おらー!

溶血性副作用の原因に
なるので注意

交差適合検査でも
不適合になる

ほら、だって ABO型さえ
合えば だれからでも輸血可能なわけ
じゃないだろう? ほかにも、いろいろな
抗原がかかわっているんだよ

❀ ABO血液型は原則に基づいて
規則的に存在しているので…「規則抗体」

❀ ABO以外の血液型に
対する抗体…「不規則抗体」

☆ つまり… 抗A抗体、抗B抗体

これを調べる検査だよ

以外に赤血球を攻撃してしまう抗体

(不規則抗体)を見つけるための検査！

?

▶ 交差適合試験 (クロスマッチ)

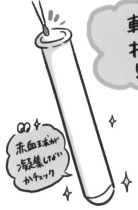

赤血球が
凝集しない
かチェック

> 輸血前に患者さんの血液と、赤血球製剤との間で、抗原抗体反応が起こらないか、試験管内で見る検査.

↳ 「適合」🔲 と判定されたら輸血払い出しへ!

※ 輸血 (とくに 赤血球製剤) をしたときに
起こる溶血性の副作用がないか
確認する最後の砦…!

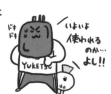

ドキドキ
いよいよ
使われる
のか…
よし!!
YUKETSU

・ 交差適合試験は、赤血球製剤投与のときだけ!!

あ…
ボクだけ?
えー
RBC

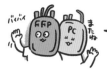

バイバイ
またね
FFP
PC

> 新鮮凍結血漿と血小板製剤は
> (FFP)　　　　　 (PC)
> 省略してOKとされている

why? → FFP製剤やPC製剤は、赤血球をほとんど含まないため!
また、供給者 (献血者) の血液型検査と不規則抗体スクリーニングは
血液センターで検査済み. 基本的には不規則抗体があれば 輸血製剤
として供給されない. そのため、患者さんと同じ血液型の製剤を使用する場合は、
交差適合試験を省略しても良いとされている.

〜 試験方法 〜　少なくとも20分はかかります

・ 主試験: 患者さんの血清 (血漿) × 赤血球製剤中の赤血球

この2つで
凝集・溶血
反応がないか確認

患者さんの
血清

ドキドキ

×

供給者の赤血球
RBC

…の組み合わせで
適合性を見る

・ 副試験: 患者さんの赤血球 × 赤血球製剤中の血漿

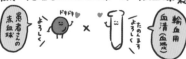

患者さんの
赤血球

ドキドキ♥
よろしく!

×

輸血用
血清 (血漿)

たのんます
よろしく!

…の組み合わせで
適合性を見る

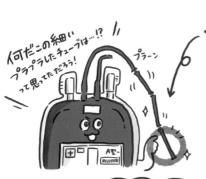

何だこの細い プラプラしたチューブは…!? って思ってただろ！

プラーン

☆ ちなみに、この輸血バッグに ついている10cm程度の間隔で区切られたチューブは「セグメント」という！

・このセグメントチューブは 交差適合試験を行ったり、 輸血後に副作用が出現した 場合には 照合のために 使用することも。

おお

ちなみに 数本作成した セグメントのうち 1本は 切り離して 輸血部で 保存してある

注意！

忘れちゃいけない ポイント

ここめっちゃ大切！

⚠ ・採血は原則として 輸液ルートからではなく 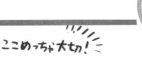 静脈穿刺 で行う

⚠ ・血液型確定のためには、2回別タイミングでの検体で 検査しないといけない

⚠ ・交差適合試験と 血液型検査の検体は、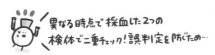 同時採血はダメ！

異なる時点で採血した2つの 検体で二重チェック！誤判定を防ぐため…

 同じ血管で 一緒にとっちゃダメ

＜輸血前検査まとめ①＞

血液型検査（ケツガタ）

- A型, B型, O型, AB型 や Rh(+)かRh(-)か を調べる

ＡＢＯＡＢ どれ？

※ ケツガタも2回、別タイミングで検査しないと確定できない

不規則抗体検査
（不規則抗体スクリーニング）

- 不規則抗体を調べる
  ↳ 抗A抗体, 抗B抗体以外の赤血球抗体の総称

じつはいろんな種類の抗体がいて、たまたま輸血先（患者）が対応した抗原を持っていた場合は、抗体が攻撃して赤血球を壊すことがあるので、この抗体を調べることがめちゃくちゃ大事！

この2つの検体は一緒にとらない

さあ！払い出しできるか!?

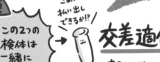

交差適合試験（クロスマッチ）

- 輸血前に患者さんの血液と輸血用血液製剤が抗原抗体反応を起こさないか見る検査！

- 赤血球製剤（RBC）投与のときに行う。

他にも…

血小板輸血後に血小板数の増加がない

★ "HLA検査"… 血小板不応状態が2回以上あった場合に、その原因は ①免疫学的機序, ②非免疫学的機序 の2通りある

① 免疫学的機序とは…

製剤内の血小板にあるHLA（ヒト白血球抗原）、HPA（ヒト血小板抗原）に対する抗体が、血小板を無効化

対応 HLA適合血小板の使用など

② 非免疫学的機序とは…

重症感染症, 腫瘍, DIC, TTP, 薬剤, 活動性出血などの血小板の消費が亢進する病態

対応 原病の治療

ちなみに血小板輸血の効果判定は、輸血後1時間前後、または24時間前後の補正血小板増加数によって行う

HBV, HCV, HIV の検査は輸血に必ず行います！

- ★ HBV: HBs抗原, HBs抗体, HBc抗体
- ★ HCV: HCV抗体, HCVコア抗原
- ★ HIV: HIV抗体

B型肝炎ウイルス

C型肝炎ウイルス

〈輸血前検査まとめ②〉 〜輸血前検査の流れ〜

① ABO血液型
  RhD血液型 〉のチェック

 オモテ・ウラ検査が一致するかも確認する

② 不規則抗体スクリーニング

 スクリーニング用の赤血球を各種用意し、そこに患者血清を
入れて反応するかどうかをチェックする

・血液センターでは、採取した血液に対して（間接抗グロブリン試験を含む）
 不規則抗体スクリーニングを行っており、スクリーニングが陰性であるものを製剤として出荷している。

・不規則抗体には、D, C/c, E/e, Kidd/Duffy, S/s, Le^a などいろいろある…

・患者さんの不規則抗体スクリーニングで陽性になってしまった場合!!

  ○どの不規則抗体が陽性なのかチェックする 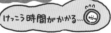 けっこう時間がかかる…
  ↓
  ○本当に輸血して危険かどうか ────→〔危険〕⚠ なら…
   （抗体の種類と抗体価で判断）   その不規則抗体が陰性の
  ↓   血液を取り寄せ

  〔いけそう…!〕なら…
  クロスマッチ試験へ!!

③ 交差適合試験（クロスマッチ）
                   （凝集）
  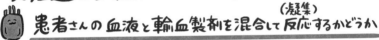 患者さんの血液と輸血製剤を混合して反応するかどうか

  ↳ ※基本は 赤血球製剤のみ…血小板、血漿製剤は赤血球をほとんど
     含まないので（血液センターにて供血者の血清中
                 の抗体チェックは終わっている）

127

〈輸血実施の流れ〉

病棟にて

① 医師が輸血の必要性を判断

うーん…

輸血した
ほうがいいな…

どれ?

→ RBC ?赤血球液

→ FFP ?新鮮凍結
血漿

→ PC ?血小板

→ ?血漿分画
製剤

② 医師から患者さん（家族）に説明し、同意書を得る

同意書

③ 医師により、輸血のオーダー、輸血前採血があれば採血オーダーが出る

（p.127 参照）

④ 看護師は…

オーダー
出てる?

※施設で決められた容器に採血

コラー

⚠️ ・血液型検査の検体は2回とる

・血液型検査用と交差適合試験用の血液は<u>一緒にとらない！</u>

患者さんの取り間違えに注意!!

輸血部へ いらっしゃい!

⑤ 輸血伝票から、血液請求の受付開始

準備ができたら
病棟に連絡します

・RBC 「赤血球液」は、交差適合試験や不規則抗体試験などを行う

↳ 赤血球製剤は2〜6℃で保管（21日間有効）

・FFP 「新鮮凍結血漿」

・PC 「血小板」

日本赤十字社
血液センターに発注

→ FFPは−20℃以下で保管
（1年間有効）

→ PCは20〜24℃で保管
要振とう（4日間有効）

⑥（輸血部にて）出庫準備

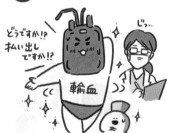

- 外観チェック
- （赤血球製剤は）交差適合試験の結果を確認
- 出庫製剤リストと患者ラベルおよび血液本体の表示を照合

血液本体の表示例

いよいよですか!?ねぇ!!

輸血準備"できています"

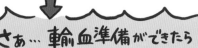

さぁ…輸血準備ができたら輸血部から電話などで病棟へ連絡が**キター！**

何スか!? / ねぇ、ねぇ、ねぇ!!

投与する患者さんの、投与予定時間を計算して…取りに行ってね…

振とうが必要だったりするから…取りに行ってから**放置はやめてね**…

（血漿分画製剤は室温で大丈夫…!!）

温度管理に気をつけて!!

● 輸血の基本

⑦（輸血部にて）輸血製剤の払い出し

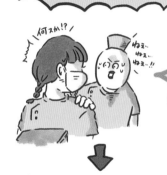

ジャーン!!

輸血用

外観検査、出庫製剤リストと患者ラベルおよび血液本体ラベルと照合して払い出し

◁ 血液製剤運搬用のバッグに入れて病棟へ運搬するのがGood♢

- 中が保温できたり、衝撃を和らげて血球が壊れるのを防ぐ役割がある

- 保存温度の異なる血液製剤は一緒に入れずに運搬

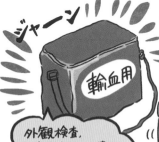

ヒンヤリ)) ((

FFP RBC

わ!?君 冷たいねー!

⑧ 病棟に血液製剤が運搬されたら W チェックを行う 重要!!

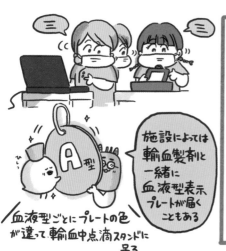

- ・患者さんの氏名, ID番号
- ・患者さんの血液型
- ・血液製剤の血液型
- ・血液製剤名, 数量
- ・血液番号
- ・血液製剤の有効期限
- (・交差適合試験が行われている場合は結果も確認)
- (・放射線照射が指示どおり行われているか)

投与忘れに注意…
2つ以上あることも…!!

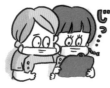
施設によっては輸血製剤と一緒に血液型表示プレートが届くこともある

血液型ごとにプレートの色が違って輸血中点滴スタンドに吊る

- ・血液製剤の外見もチェック!! (破損, 変色, 凝集塊などの異常がないか)
- ・バーコード認証や出庫製剤リストにサインなど施設の方法に従う

⑨ 血液製剤の準備

〔赤血球液〕　〔新鮮凍結血漿〕　　　〔血小板〕　〔血漿分画製剤〕

- ・室温に戻してすみやかに使用

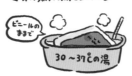
30～37℃の湯
- ・30～37℃の温湯で融解
- ※もし融解後すぐ輸血しないなら冷蔵庫(2～6℃)で保存
融解から3時間以内に投与

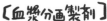
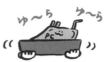
ゆ～ら　ゆ～ら
PC
- ・すみやかに使用 (やむをえず保管するときは20～24℃で振とうする)

- ・室温管理でOK!

注意!
※使用開始する時間を計算して融解してね

⑩ 輸血セットの準備

かならず専用の輸血セットを!!
輸液ポンプ使用時は輸液ポンプ専用の
輸血セット!

要注意

～輸血セットの種類～

〔赤血球液〕

・赤血球用輸血セット

〔新鮮凍結血漿〕

どちらでも
可

or

・赤血球用輸血セット
or 血小板用輸血セット

〔血小板〕

・血小板用輸血セット

アルブミン製剤、免疫グロブリン製剤
は、輸液セットでOK

～輸血セットの差し込み方法～ （※赤血球液で説明します）

ⓐ 手洗い、手指消毒をして
手袋装着

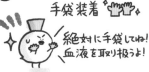
絶対に手袋してね!
血液を取り扱うよ!

ⓑ クレンメを閉じる

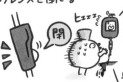
ヒエェ〰
閉

絶対に!絶対に
輸血セットを接続
する前にクレンメを
閉じておくんだ…!
血の海になるぞ〜……

ⓒ 血液製剤バッグの輸血口を開く

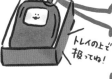
トレイの上で
扱ってね!

赤血球製剤の血球成分と
保存液を静かに混和させておく

手で開けられます

絶対
手袋

"輸血口"ってどうなってる?

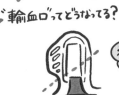

△ 羽のセカリ込みを
裂くタイプ

ⓓ 輸血セットのプラスチック針を 水平に 輸血口に挿入

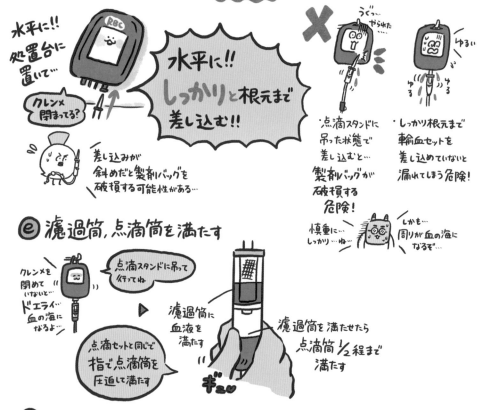

水平に!!
処置台に
置いて…

クレンメ
閉まってる?

水平に!!
しっかりと根元まで
差し込む!!

差し込みが
斜めだと製剤バッグを
破損する可能性がある…

うぐっ…
やられた

ゆるい…

・点滴スタンドに
吊った状態で
差し込むと…
製剤バッグが
破損する
危険!

・しっかり根元まで
輸血セットを
差し込めていないと
漏れてしまう危険!

慎重に…
しっかり…ね…

しかも…
周りが血の海に
なるぞ…

ⓔ 濾過筒, 点滴筒を満たす

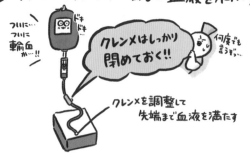

クレンメを
閉めて
いないと
ドエライ
血の海に
なるよ

点滴スタンドに吊って
行ってね

点滴セットと同じで
指で点滴筒を
圧迫して満たす

濾過筒に
血液を
満たす

ギュゥ

濾過筒を満たせたら
点滴筒1/2程まで
満たす

ⓕ 輸血セットの先端まで 血液を満たす

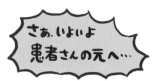

ついに…
ついに
輸血
か…!!

ドキ
ドキ

クレンメはしっかり
閉めておく!!

何度でも
言うぞ…

クレンメを調整して
先端まで血液を満たす

さぁ、いよいよ
患者さんの元へ…

⑪ 必要物品の準備

・VS 測定用の物品　と　・輸血用の物品

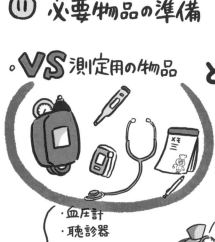

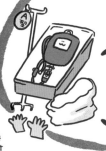

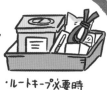

・ルートキープ必要時
（留置針でね♡）

・血圧計
・聴診器
・パルスオキシメーター
・体温計
・メモ帳（輸血前後 VS値記録）

時計もいるね

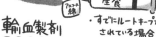

・すでにルートキープが
されている場合

・輸血製剤
・トレイ
・手袋　・ゴミ袋
・（ルートキープが必要なときは）
　ルートキープの物品一式
・（ルートキープが不要なときは）
　生理食塩液入り注射器と
　アルコール綿

認証するための
電子カルテや、
出庫製剤リストなど
各施設の認証方法
に従ってくださいね

⑫ 輸血を開始することを患者さんに伝えて、VS測定を行う

・排泄は、済ませておいてもらう
・安静にしてもらい、V.S.、SpO2を測定する → 記録を残す

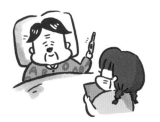

☆輸血前後のVS変動が
ないか確認するため

輸血前の皮膚
状態も見ておくと
比較しやすいよ！

⑬ 輸血の認証

全部重要だけど…
超重要!!

意識レベルの低下などがなければ!

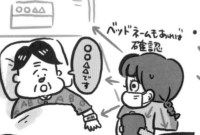

ベッドネームもあれば確認

〇〇△△です

・患者さん自身に氏名と血液型を名乗ってもらう

・電子カルテでリストバンド使用でバーコード認証や出庫製剤リスト, 輸血製剤と患者ラベルを照合する
（各施設の認証方法に従う）

Drとの認証が必要な施設もある

輸血間違いは生命にかかわる!!!

患者さんと血液製剤が合っているか しっかり確認!

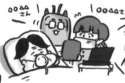

〇〇△△さん ／ 〇〇△△さん

もし意識レベルが低下している患者さんで名乗れないときは他Nsにも一緒に確認してもらったほうがGood

⑭ ルートキープ, もしくは留置針がすでに入っている場合に生理食塩液でチューブ内をリンスする 手袋装着

〔ルートキープ未〕
→ルートキープして, そのまま輸血接続

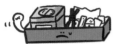

〔留置針が挿入されている〕
→延長チューブ接続部をアルコール綿で消毒してから, チューブ内に生理食塩液を注入

終わってからも使うよ

生食

※ 輸血は単独投与が基本!!
CVからの投与時は, どのラインから投与するのか医師に確認! CVフィルターの下から投与

☆生理食塩液によって, 輸血製剤とほかの薬剤がチューブ内で混和しないため!!

⑮ 輸血投与開始!! の前に…

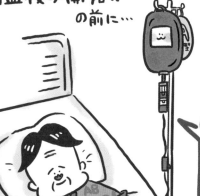

輸血

- ・患者さんの名前、血液型、指示された輸血製剤、数量など照合されているか
- ・血液の色調異常、溶血など異常がないか

ルート

- ・専用の輸血セットか（輸液ポンプ使用時は、輸液ポンプ専用の輸血セットが接続されているか）
- ・単独投与になっているか
- ・CVからの投与時は、投与ルートが間違っていないか、CVフィルターの下から接続しているか

患者さん

- ・輸血前のVS、SpO2測定を行ったか（全身状態を観察）
- ・排泄があれば、済ませているか
- ・患者さんの名前と輸血製剤は一致しているか

何か変だな?と思ったら先輩に相談

以上のことをしっかり確認をしたうえで、投与開始しよう

● 輸血の基本

⑯ 輸血開始!!

ゆーっくり…

輸血の滴下速度は…

(成人では) 最初の10〜15分間は 1mL/分

その後、患者さんの状況に応じて、5mL/分まで速度をあげることができる

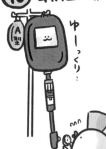

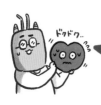

※急速投与は、輸血により心臓に流れる血液量が短時間に増大して心不全を起こし、肺水腫を生じるリスクもある!
心肺機能が低下している患者さんは、輸血によって循環負荷が生じないか注意!!

※TACOについては
p.119参照

急速投与注意

⑰ 輸血中の観察

輸血開始から **30**分間は、即時型の非溶血性副作用が起こる可能性が高い…ということを念頭に置いてね!!

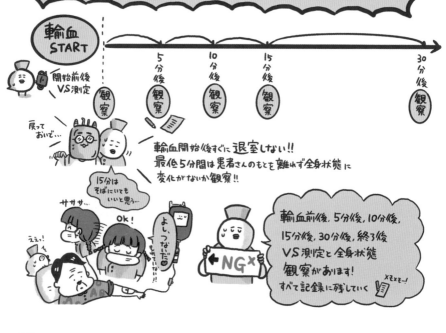

輸血開始後すぐに退室しない!!
最低5分間は患者さんのもとを離れず全身状態に変化がないか観察!!

輸血前後、5分後、10分後、15分後、30分後、終了後 VS測定と全身状態観察があります!
すべて記録に残していく

〜輸血中の副作用観察〜

循環
- 血圧低下
  （収縮期血圧 30mmHg 以上の低下）
- 血圧上昇
  （収縮期血圧 30mmHg 以上の上昇）
- 動悸・頻脈
  （成人：100回／分以上）
- 意識障害・意識消失

体温
- 発熱
  （≧38℃、輸血前後から
  1℃以上の上昇）
- 悪寒・熱感・ほてり

・頭痛・頭重感

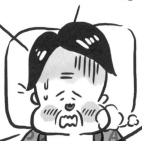

呼吸
- 喘鳴
- 呼吸困難

（※命にかかわる可能性あり）

・胸痛・腰背部痛

・血管痛

皮膚
カーテンを閉めて
しっかり観察！
- 皮膚紅潮・発赤・蕁麻疹
- 掻痒感

消化器
- 腹痛
- 便意
- 嘔気・嘔吐

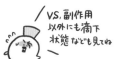
V.S.副作用
以外にも滴下
状態なども見てね

※ABO不適合輸血では
赤褐色尿以外にも
輸血後5分以内に
発熱や呼吸苦・動悸が
生じる

血圧低下・意識障害のどちらかが
あれば **ショック症状！** ☆消化器症状も
アナフィラキシーのサインかも…

何か異変があれば輸血を
止めて医師に報告！

（緊急性が高いときはその場を離れず
ナースコールで応援を呼ぶ）

ナースコール
かならず
患者さんの
手元に…

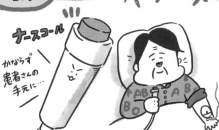
◀ 輸血副作用については説明し、何か
異変があればすぐにナースコールを押してもらう

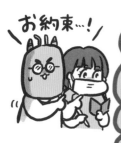
お約束…!

～ 輸血副作用が疑われたときのお約束 ～

・すぐ！ 輸血を止める！（VS測定をする）

・医師に報告

・留置針は抜かない 静脈ルートは確保しておく!! NEW

（※副作用に対する処置で輸液を行うとき、輸血セットは 外してラインを新しい輸液セットに交換してから開始!!）

↳ 血液がさらに患者さんに入らないようにするため

・副作用が出た輸血製剤バッグは破棄しない!!

（※輸血部門に返却して原因を調べるため）

⑱ 輸血が終了

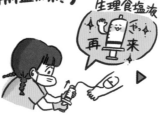
生理食塩液 再来 やっ

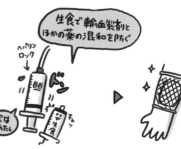
生食で輸血製剤と ほかの薬の混和を防ぐ
ヘパリン ロック
次は あたし
生食

・血液製剤バッグ、点滴筒が 空になり、ルート内の血液もできるだけ 患者さんに投与できたら終了

・輸血セットと延長チューブを外して 生理食塩液でリンスする

・生理食塩液を 注入してから、ヘパリン ロックを行う

・ルートをガーゼで 包んでネットで固定

⑲ 終了後のバイタルサイン測定、全身状態観察、記録

まだまだ 油断は 禁物！

・輸血終了後も 副作用出現に注意し、適宜 様子を観察しに行く!!

（※アナフィラキシーショックは輸血後30分以内、 蕁麻疹は輸血開始後60～120分に出やすい）

バクバク
感染廃棄物

血液製剤（空） は感染廃棄物 として処理

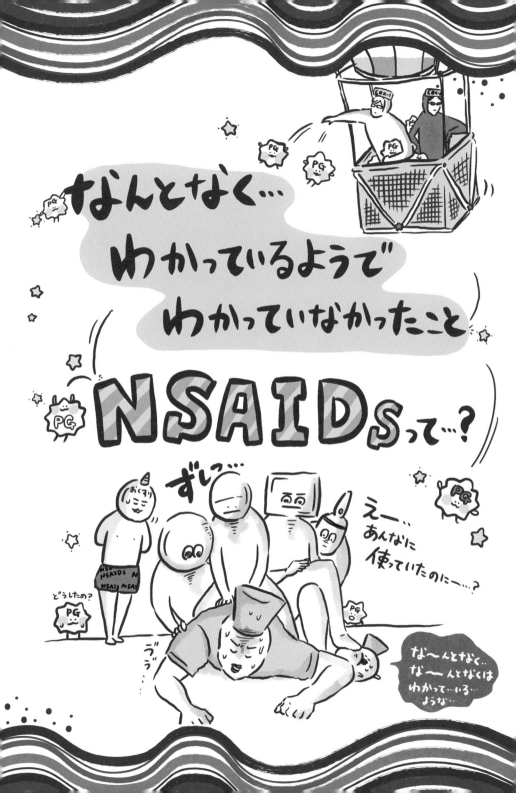

＜解熱鎮痛薬の違い…NSAIDsって何!?＞

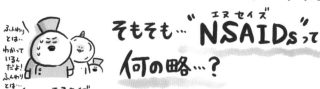

そもそも…"NSAIDs"って何の略…?
（エヌセイズ）

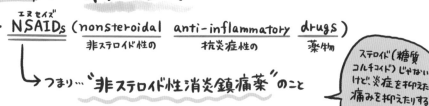

・NSAIDs（nonsteroidal　anti-inflammatory　drugs）
（エヌセイズ）　非ステロイド性の　抗炎症性の　薬物

→ つまり…"非ステロイド性消炎鎮痛薬"のこと

> ステロイド（糖質コルチコイド）じゃないけど、炎症を抑えたり、痛みを抑えたりすることができる薬

～ いろんな種類の解熱鎮痛薬があるが … ～

1日3回など ☆短時間型 … 血中濃度の立ちあがりが早くて投与量の調整がしやすい

> 血中濃度半減期が約3時間未満（目安）

◁ (例) ボルタレン® ロキソニン® など

// 早く効く!! 急性疾患（発熱、頭痛、外傷など）に適している

1日2回など
> 血中濃度半減期が24時間未満

☆中間時間型
☆長時間型
} … 投与回数が少なく、安定した血中濃度が得られる

1日1回など
> 血中濃度半減期が24時間以上

◁ (例) 中間時間型：セレコックス®など
長時間型：モービック®、レリフェン®など

// 関節リウマチ、腰痛症などの慢性疾患に適している

＜投与方法の種類＞

> 座薬は ①飲食できないとき、内服できないとき ②内服よりも早く効果を出したいとき（注射薬よりは遅い）に使うよ!

内服薬	座薬	注射薬	経皮吸収薬	点眼薬
のんでのんでのんで	Let's! お尻!	早い! 即効性あり!（副作用注意!）	貼付薬や塗布薬	局所作用がある

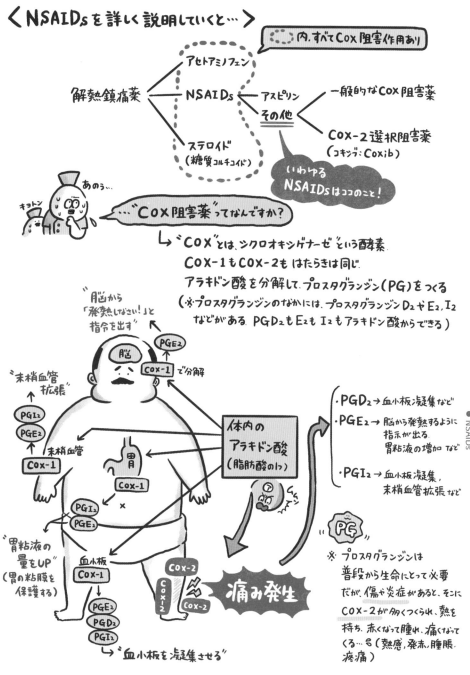

＜ NSAIDs を詳しく説明していくと… ＞

内、すべて Cox 阻害作用あり

解熱鎮痛薬 ─── NSAIDs ─── アスピリン ─── 一般的な Cox 阻害薬
　　　　　　　　　アセトアミノフェン
　　　　　　　　　その他 ─── Cox-2 選択阻害薬
　　　　　　　　　ステロイド　　　　　　　　（コキシブ：Coxib）
　　　　　　　　　（糖質コルチコイド）

いわゆる
NSAIDs はココのこと！

あのう…
キョトン
… "Cox 阻害薬" ってなんですか？

└ "Cox" とは、シクロオキシゲナーゼ という酵素。
　Cox-1 も Cox-2 も はたらきは同じ。
　アラキドン酸を分解して、プロスタグランジン（PG）をつくる
　（※プロスタグランジンのなかには、プロスタグランジン D_2 や E_2, I_2
　などがある。PGD_2 も E_2 も I_2 もアラキドン酸からできる）

"脳から「発熱しなさい！」と指令を出す"

脳　　PGE_2
Cox-1 で分解

"末梢血管拡張"
↑
PGI_2
PGE_2
↑
Cox-1
末梢血管

体内の
アラキドン酸
（脂肪酸の1つ）

胃
Cox-1

PGI_2
PGE_2
×

"胃粘液の量をUP"
（胃の粘膜を保護する）

血小板
Cox-1

PGE_2
PGD_2
PGI_2

└ "血小板を凝集させる"

Cox-2
Cox-2
Cox-2

痛み発生

・PGD_2 → 血小板凝集 など
・PGE_2 → 脳から発熱するように
　　　　　　指示が出る
　　　　　　胃粘液の増加 など

・PGI_2 → 血小板凝集、
　　　　　　末梢血管拡張 など

NSAIDs

PG

※ プロスタグランジンは
　普段から生命にとって必要
　だが、傷や炎症があると、そこに
　Cox-2 が多くつくられ、熱を
　持ち、赤くなって腫れ、痛くなって
　くる…。（熱感、発赤、腫脹、
　疼痛）

ちょっと… 難しいから… ゆるーい イメージにすると…

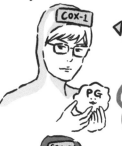

◁ COX-1 (普段から全身に分布している) を介してつくられたPGは…
- 血小板凝集促進, 消化管粘膜血流維持, 腎血流維持, 血管拡張 などのはたらきがある

"身体の生理機能に関与したPG (普段からはたらいている!)" が産生される

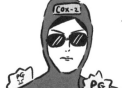

◁ COX-2 (炎症状態で誘導される) を介してつくられたPGは…
- 炎症反応, 発熱, 疼痛 などのはたらきがある

"炎症や痛みに関与したPG" が産生される

… NSAIDs投与によってCOXを阻害するから…

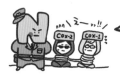

NSAIDsは一般的にCOXを阻害してPGの産生を抑制する

⇒ "痛みは抑えられるが生理機能も阻害される"

〈NSAIDs内服時の副作用〉

⚠️ 無症状のことが多く, 突然の吐下血・穿孔に注意。

胃薬と一緒に内服したり, 空腹時内服は避けて〜

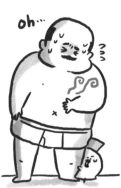

oh…

(1) 胃腸障害 … とくに消化性潰瘍に注意
   (ほかに, 腹痛, 嘔気, 食欲不振, 穿孔, 下痢, 吐血, 下血 など)

(2) 腎機能障害 (※腎機能障害がある人, 高齢者で注意)

(3) 肝機能障害

(4) 血小板, 心血管系障害 など…

☆ 〈 よく使用される **NSAIDs** 抜粋 〉☆

▶ アスピリン（サリチル酸系）：

COX-1もCOX-2も阻害するが鎮痛効果は弱い。最近はおもにCOX-1阻害に伴う血小板凝集を阻害する作用をメインに使う

バイアスピリン®

→ ゆっくり吸収されるようにコーティングされている

早く効果を出したいときは、かんで服用

バファリン配合錠

→ 胃を守る成分と一緒に配合されている。

アスピリン®

商品名

▶ ボルタレン®の仲間：

ほかのNSAIDsに比べて比較的強い鎮痛作用。その分、副作用（消化性潰瘍や肝障害）も多い。副作用の1つとして、水の貯留効果もあるので心不全の人には使用注意！

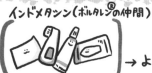
インドメタシン（ボルタレン®の仲間）

→ よく市販薬や湿布に入っている

▶ ロキソプロフェンの仲間：

鎮痛、抗炎症、解熱作用をほどほどに持つ。副作用もすこしまし！ もっとも一般的に使われる とくにロキソプロフェンは、プロドラッグなので副作用が少ないとされている。ニューキノロン系（クラビット®など）と一緒に使うと、けいれんを起こす報告もある

ロキソニン®
よく使う

ナイキサン®
→ "腫瘍熱"には、コレを使うことが多い

ロピオン®
→ NSAIDsの注射といえばコレ!!という感じ

● NSAIDs

▶ **セレコックス®の仲間(コキシブ系)**：COX-2の選択阻害薬
消化性潰瘍などの副作用は少ない
と言われている。アスピリン喘息にも使用可

セレコックス®

食前でも
潰瘍になりにくい
…らしい

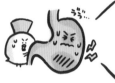

／ ※基本的にNSAIDs全てで
胃潰瘍や十二指腸潰瘍の副作用は
＼ 起こり得るので要注意!!
（COX-2阻害薬やアスピリンも胃潰瘍のリスクになる）

⬇…NSAIDsでは**ない**が よく使用される**解熱鎮痛薬**⬇

▶ **アセトアミノフェン**：末梢でのCOX阻害作用は弱く、抗炎症作用は
ないが、脳ではCOXを阻害する。
鎮痛・解熱作用はある！副作用はかなり少ない！

カロナール®

→アセトアミノフェンの飲み薬

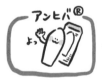
アンヒバ®

→アセトアミノフェンの座薬

アセリオ

→アセトアミノフェンの点滴

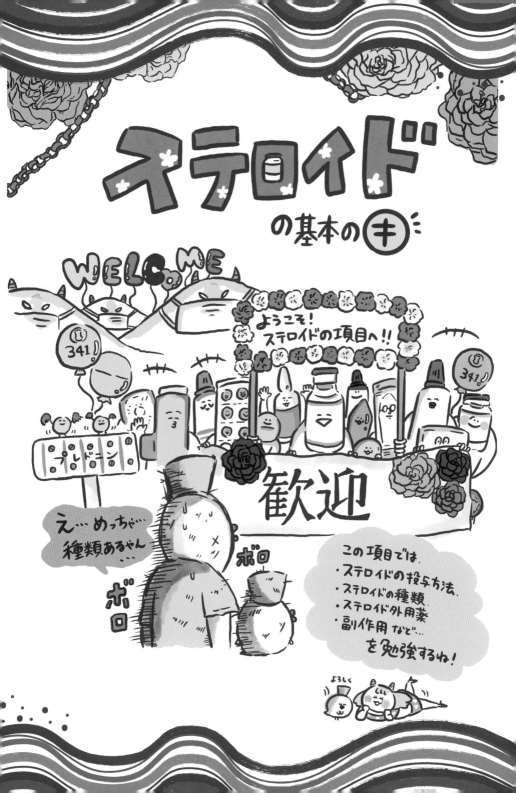

くステロイドって何…!? 〉

・ステロイドホルモン（ステロイド骨格を持つホルモン）のこと

ステロイドホルモン {
　副腎皮質ホルモン {
　　鉱質コルチコイド
　　糖質コルチコイド
　　アンドロゲン（男性ホルモン）
　}
　性ホルモン
}

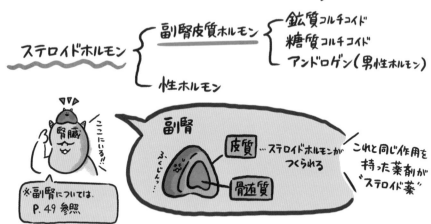

副腎
皮質 …ステロイドホルモンがつくられる
髄質
これと同じ作用を持った薬剤が "ステロイド薬"

腎臓
ここにいる!!

※副腎については、P.49 参照

▶ おもに 医療で使うステロイド

・鉱質コルチコイド（Mineralo-Corticoid）の一種が、 (代表) **アルドステロン**
　└ "電解質の調整に関与"

・糖質コルチコイド（Gluco-Corticoid）の一種が、 (代表) **コルチゾール**
　└ "血糖値の調整に関与 + 免疫抑制作用" + 抗炎症作用

日本において
一般的に医療現場で「ステロイド」というと上の2つのことを指す

糖質コルチコイド作用を期待して使うことがほとんど…!

くステロイドを使うとき 〉

🐹 **ステロイドホルモンの補充**（病名：副腎クリーゼ、副腎不全など）
　└ 鉱質コルチコイド作用、糖質コルチコイド作用の両方をバランスよく補充したい

🐹 **電解質の異常**（病名：アジソン病など）
　└ 糖質コルチコイド作用を使う

※糖質コルチコイド作用を期待して使う {
🐹 **抗炎症作用**として →重症感染症、炎症性疾患、がん・血液系の悪性腫瘍

🐹 **免疫抑制作用**として →アレルギー、アナフィラキシー、喘息、蕁麻疹、自己免疫疾患
}

＜ステロイド薬の投与方法＞

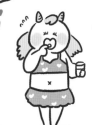

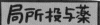

全身投与薬

- 経口薬
- 静注薬

局所投与薬

- 皮膚外用薬
  （軟膏、クリーム、ローション）
- 吸入薬
- 関節注射薬・筋肉注射薬
- 点耳薬
- 点鼻薬
- 点眼薬　・座薬

☆ 経口薬 … 一般的には経口薬を選択

☆ 静注薬などの … ステロイドパルス療法や
　　注射薬　　　　経口投与が不可能なとき、
　　　　　　　　　急変時などに使用

局所の炎症に対してのみ
強力に作用する

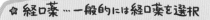

♡ 経口ステロイド療法　ゆーっくり減らす…

経口ステロイド療法もステロイドパルス療法も…
※ 病気によって投与量や期間は変わります

- プレドニゾロン（PSL）　プレドニン®、プレドニゾロン を使うことが多く
  初期投与量 PSL 20〜60mg/日程度で開始、
  2〜4週ごとに5〜10mg ずつ減量していく

勝手に内服中止すると
マジ危険

急にPSLを中止すると、ステロイド離脱症候群が
起こる可能性がある！ ※ P.159 参照

♡ ステロイドパルス療法　ドドン！と投与！

- メチル・プレドニゾロン（ソル・メドロール®など）500〜1,000mgの点滴を
  3日間点滴投与、その後、プレドニゾロン30〜60mg/日の内服による
  後療法を行う（疾患によって異なる）、1〜2週間に10mgずつ減量していく

・ステロイドの基本のキ

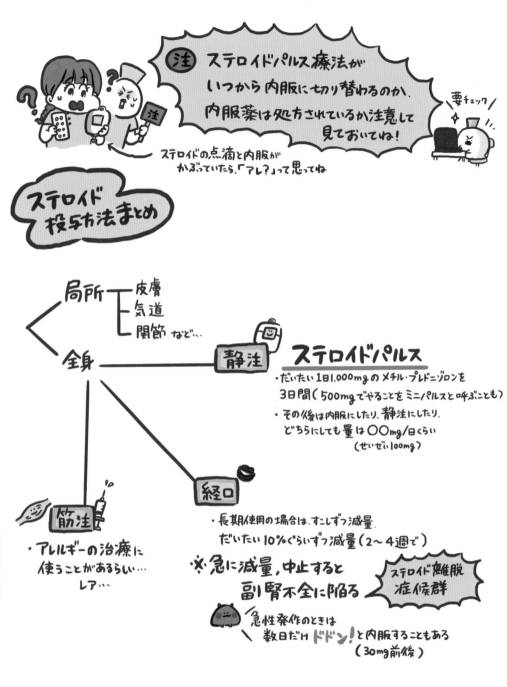

注 ステロイドパルス療法が
いつから 内服に切り替わるのか、
内服薬は処方されているか注意して
見ておいてね！

要チェック！

ステロイドの点滴と内服が
かぶっていたら、「アレ?」って思ってね

ステロイド
投与方法まとめ

局所 ── 皮膚
      気道
      関節 など…

全身 ── 静注 ── **ステロイドパルス**

・だいたい 1日 1,000mg の メチル・プレドニゾロンを
　3日間（500mg でやることを ミニパルスと呼ぶことも）
・その後は内服にしたり、静注にしたり、
　どちらにしても量は ○○mg/日 くらい
　　　　　　　　　　　（せいぜい 100mg）

経口

筋注

・アレルギーの治療に
　使うことがあるらしい…
　レア…

・長期使用の場合は、すこしずつ減量、
　だいたい 10%ぐらいずつ減量（2〜4週で）

※急に減量、中止すると
　副腎不全に陥る

ステロイド離脱
症候群

急性発作のときは
数日だけ ドドン！と内服することもある
　　　　　（30mg 前後）

＜ステロイドの種類＞

血糖値の調整
（血糖値上昇）
・免疫抑制作用
・抗炎症作用

・電解質の調整

		半減期（時間）	糖質コルチコイド	鉱質コルチコイド
短時間型	・ヒドロコルチゾン（コートリル®）	1.2〜1.5	1.0	1.0
	・酢酸コルチゾン（コートン）	1.2〜1.5	0.8	0.8
	・フロリネフ®	ー	10	125
中間型	・プレドニゾロン（プレドニン®）	2.5〜3.3	4.0	0.8
	・メチルプレドニゾロン（メドロール®）	2.8〜3.3	5.0	0.5
長時間型	・デキサメタゾン（デカドロン®）	3.5〜5.0	25〜30	0
	・ベタメタゾン（リンデロン®）	3.3〜5.0	25〜30	0

例えば、プレドニン®は
糖質コルチコイド効果はコートリル®の4倍
あるが、
鉱質コルチコイド効果はコートリル®の0.8倍
しかない…

オレは強そうだろう！

 つまりは「パワー！！」

〜〜 など…

※ この2つの表は「各作用の力価比」を表している

・コートリル®の糖質コルチコイド効果、鉱質コルチコイド効果を両方とも「1」としたとき、他の薬剤の、糖質コルチコイド効果と鉱質コルチコイド効果が、それぞれどれくらいになるか示している。

＜ステロイド外用薬について＞

スゴイ!! / イェイ
・ステロイド外用薬とは、湿疹、アトピー性皮膚炎など
局所のアレルギー反応を強力に抑えてくれるもの

▷外用薬は、強さのランクで5段階に分けられる

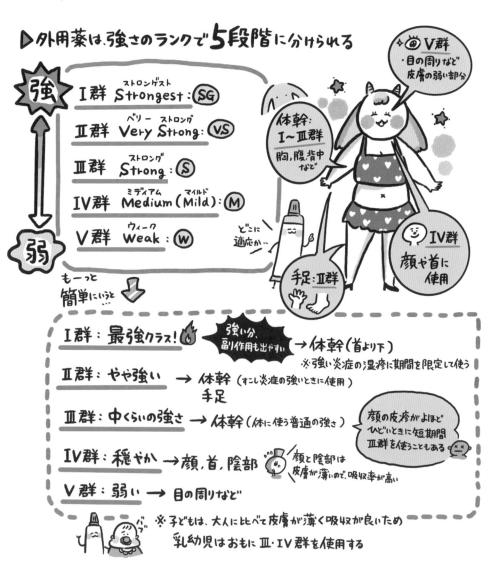

強

| I群 | ストロンゲスト Strongest : SG |

| II群 | ベリー ストロング Very Strong : VS |

| III群 | ストロング Strong : S |

| IV群 | ミディアム マイルド Medium (Mild) : M |

| V群 | ウィーク Weak : W |

弱

◆🐝 V群
・目の周りなど
皮膚の弱い部分

体幹:
I〜III群
胸、腹背中
など

IV群
顔や首に
使用

手足:II群

どこに
適応か…

もーっと
簡単にいうと

I群:最強クラス!🔥　強い分、
副作用も出やすい →体幹(首より下)
※強い炎症の湿疹に期間を限定して使う

II群:やや強い → 体幹(すこし炎症の強いときに使用)
　　　　　　　　手足

III群:中くらいの強さ → 体幹(体に使う普通の強さ)

顔の皮疹がよほど
ひどいときに短期間
III群を使うこともある

IV群:穏やか →顔,首,陰部 顔と陰部は
皮膚が薄いので、吸収率が高い

V群:弱い → 目の周りなど

※子どもは、大人に比べて皮膚が薄く吸収が良いため
乳幼児はおもにIII・IV群を使用する

150

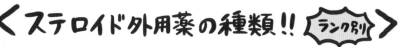

＜ステロイド外用薬の種類!! ランク別＞

I群：Strongest 最強

・非常に炎症の強い
ときに使用：おもに
体幹に使用

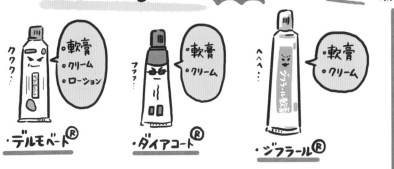

ククク…
・軟膏
・クリーム
・ローション
・デルモベート®

フフフ…
・軟膏
・クリーム
・ダイアコート®

ヘヘヘ…
・軟膏
・クリーム
・ジフラール®

II群：Very Strong 強い!

・すこし炎症の強い
ときに使用!
**体幹や手足に
使用**

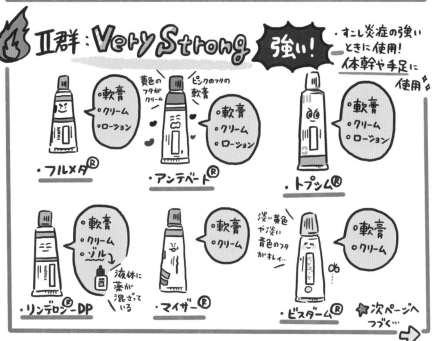

・軟膏
・クリーム
・ローション
・フルメタ®

黄色の
フタが
クリーム
ピンクのフタの
軟膏
・軟膏
・クリーム
・ローション
・アンテベート®

・軟膏
・クリーム
・ローション
・トプシム®

・軟膏
・クリーム
・ゾル
液体に薬が
混ざって
いる
・リンデロン-DP®

・軟膏
・クリーム
・マイザー®

淡い黄色
や淡い
青色のフタ
がキレイ…
・軟膏
・クリーム
・ビスダーム®

☆次ページへ
つづく…

● ステロイドの基本のキ

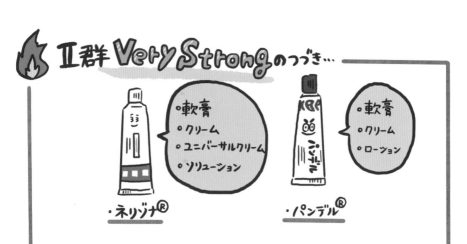

II群 Very Strong のつづき…

・軟膏
・クリーム
・ユニバーサルクリーム
・ソリューション

・ネリゾナ®

・軟膏
・クリーム
・ローション

・パンデル®

"🔥" III群 Strong まぁまぁ 強い

・ふつう程度の炎症に使用. おもに**体幹**
（顔の炎症がひどいときに使用することもある）

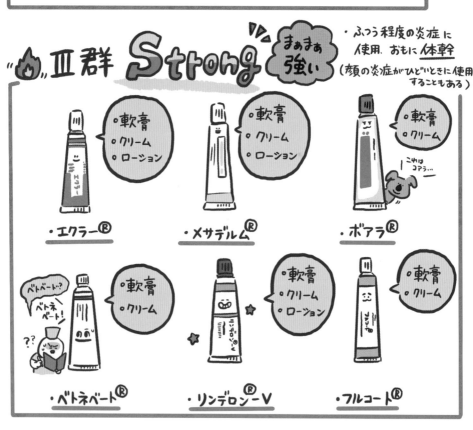

・軟膏
・クリーム
・ローション

・エクラー®

・軟膏
・クリーム
・ローション

・メサデルム®

・軟膏
・クリーム

これはコアラ…

・ボアラ®

ベトベート!?
ベトネベート!
??

・軟膏
・クリーム

・ベトネベート®

・軟膏
・クリーム
・ローション

・リンデロン-V®

・軟膏
・クリーム

・フルコート®

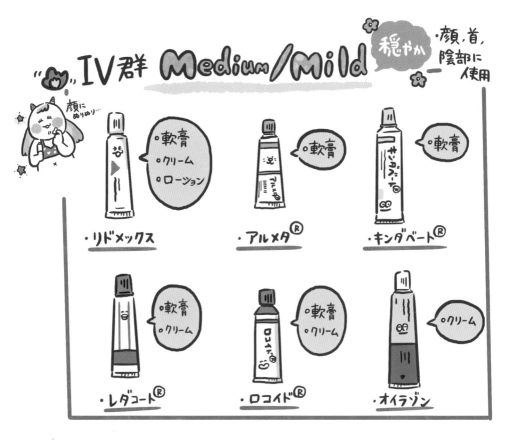

"👑" IV群 Medium/Mild

穏やか

・顔、首、陰部に使用

顔にぬりぬり…

・リドメックス
- ・軟膏
- ・クリーム
- ・ローション

・アルメタ®
- ・軟膏

・キンダベート®
- ・軟膏

・レダコート®
- ・軟膏
- ・クリーム

・ロコイド®
- ・軟膏
- ・クリーム

・オイラゾン
- ・クリーム

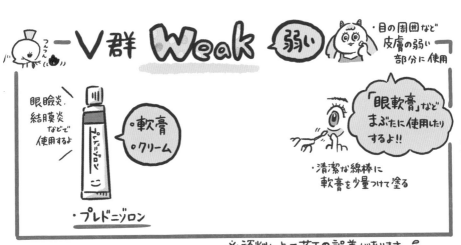

─V群 Weak

弱い

・目の周囲など皮膚の弱い部分に使用

眼瞼炎、結膜炎などで使用するよ

・プレドニゾロン
- ・軟膏
- ・クリーム

「眼軟膏」などまぶたに使用したりするよ!!

・清潔な綿棒に軟膏を少量つけて塗る

・ステロイドの基本のキ

※資料によって若干の誤差があります…🙇

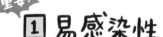

〈ステロイド薬の副作用って何…？〉

重要!

1 易感染性

"感染しやすくなるぞ…!" ということだね!

ゴホ

◁ 初期症状
・発熱、咽頭痛、排尿痛などに注意

・免疫力低下によって風邪やインフルエンザなどの感染症にかかりやすくなる…

〈対策〉・日ごろの手洗い、うがい、マスク着用

・投与量が多いときは、「ニューモシスチス肺炎」の予防にバクタ®配合錠などを内服することがある

> 免疫機能低下時に発症する日和見感染症の1つ

2 骨粗鬆症

もろくなってきたかも…

・骨密度の減少により、骨がもろくなる圧迫骨折、大腿骨頸部骨折などに注意!!

〈対策〉・ビスホスホネート薬（ボナロン®、アクトネル® など）やビタミンD₃製剤（アルファロール®、エディロール® など）を予防投与

3 糖尿病（ステロイド糖尿病）

・糖質コルチコイド作用は2つの作用で血糖値を上昇させる（↑）

①肝臓での糖新生の促進：糖をつくる

（タンパク質を分解して、糖をつくりだす）

えーっと…
ムズカシいね…

②インスリン抵抗性のUP：糖の利用が障害される

（細胞はインスリンと一緒にグルコースを取り込んで利用するが、その働きを抑制し、糖の利用が障害される）

症状

糖尿病と同じ症状
初期はあまり症状がない(定期的な
検査が大事!)
高血糖になると、全身倦怠感や口渇など

〈対策〉○定期的な血糖値のチェック

○食事療法
○インスリンの投与
○経口血糖降下薬による
薬物療法

インスリン治療

・ノボラピッド®
ヒューマログなどを
使用する

毎食前に、超速効型インスリンや
1日1回の持効型インスリンなど
組み合わせて使う

ステロイド薬開始に伴い、
尿糖,血糖値,HbA1cなどを定期的にチェックしておく!

④ 精神症状 (ステロイド性精神病) ← 多様な症状

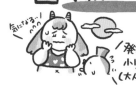

◀初期症状
・抑うつ状態
・不安
・不眠 ・多幸感

ステロイド減量により
改善する

〈対策〉
○ステロイドの減量
○睡眠導入薬を使用
○精神科の受診,精神症状の管理

⑤ 満月様顔貌 (ムーンフェイス)

・食欲の亢進と脂肪の代謝障害によって
起こる

気になる!
発現率は
小児のほうが高い
(大人:24%,小児:73%)

自己中断を
しない
ためにも
大切な
コト

顔がムーンフェイスになることを
気にされる人も多いので、減量により改善することを説明しよう!
(カロリー制限など食事にも気を付ける)

● ステロイドの基本のキ

6 ミオパチー（筋症）

担癌患者さんでは、呼吸筋に
ステロイドミオパチーが起こった、という
報告がある

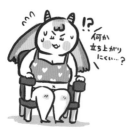
何か
立ち上がり
にくい…?

・比較的稀な副作用.
　① 筋肉の萎縮
　② でも、筋肉痛や圧痛はでにくい.

とくに、体幹に近い筋肉（近位筋）で起こりやすく、
下肢から力が入りにくくなることが多い.
※ 高齢者・栄養状態の悪い人では要注意♡

▲ 症状

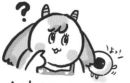
・近位筋（下肢＞上肢）の
　筋力低下
・イスから立ち上がりにくい
・頭上のものが取りにくい など

〈対策〉

・可能であればステロイドの減量.
　ステロイドを十分に減量（目標 10mg 未満）してから
　3〜4週間で改善する.

7 高眼圧・緑内障（ステロイド性緑内障）

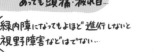
?
▲ 症状

・前房隅角での房水（眼房水）の流出障害が
　起こるため、眼球内の房水が過剰になり、
　眼圧が上昇する.と考えられている！

高眼圧は緑内障のリスク. 全身投与よりも、点眼や眼瞼への
軟膏塗布などの局所投与のほうが眼圧の上昇をきたしやすい
といわれている♡

・高眼圧→症状なし.
　あっても頭痛・疲れ目…

緑内障になってもよほど進行しないと
視野障害などはでない…

だからこそ定期的な
眼科受診を!!

どうも!!

眼球は"房水（眼房水）"という液体
の循環によって、血管のない角膜・水晶体
などに栄養を与えている.
房水のつくられる量と出ていく量によって、
眼球内の圧（眼圧）が決まる

つまり…

角膜
圧が高く
なる
瞳孔
水晶体
視神経
目

房水の流れが悪くなる → 眼圧が高くなる（高眼圧）
　　　　　　　　　　　　　↓
視神経が圧迫される・傷つく（緑内障）
　　　　　　　　　　　　　↓
視野が少しずつ狭くなる

156

8 白内障 (ステロイド性白内障)

見えにくい！

・緑内障とは違い、ステロイドの内服や吸入薬のほうがリスクUP！

水晶体が濁ると
光がよく通らない。

〈対策〉
○ 眼科の定期受診
○ 点眼薬による薬物治療や
外科的治療を行うこともある

水晶体が
濁る → 光が網膜に届きにくい → 視力の低下
(水晶体の後嚢部の濁り)

▲ 症状

・かすみ目
・徐々に進行する視力低下
・さらに進行すると、羞明など

後ろ側りのこと

※ 加齢性の白内障は、水晶体の中心
から、または周辺から濁ってくる
※ ステロイドの白内障は発症すると
進行が早い…。

普段は不快に感じない光量でも
まぶしく感じる

9 続発性副腎機能不全 (ステロイド離脱症候群)

※ あとでまた説明
するね。
P.159参照

ふくじんっ…
(急にステロイドをやめないで…)
どしたん!?

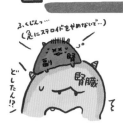

・ステロイドホルモンは、副腎皮質からPSL換算で
1日約5mg分泌されているが、それ以上のPSLを長期
内服したとき、副腎皮質からステロイドホルモンが分泌され
なくなる
→ ステロイド薬を急にやめると、体の中の
ステロイドホルモンが不足する‼

▲ 症状

・倦怠感 ・頭痛 ・吐き気
・関節痛 ・血圧低下 など

危険なので絶対に
自己中断しないように…‼

オネガイ！

〈対策〉
※ステロイド離脱
症候群に対して

○ 緩徐な減量、中止 ← ゆっくり、ゆっくり。
○ ステロイド薬補充

● ステロイドの基本のキ

157

〈その他のステロイド薬副作用 まとめ〉

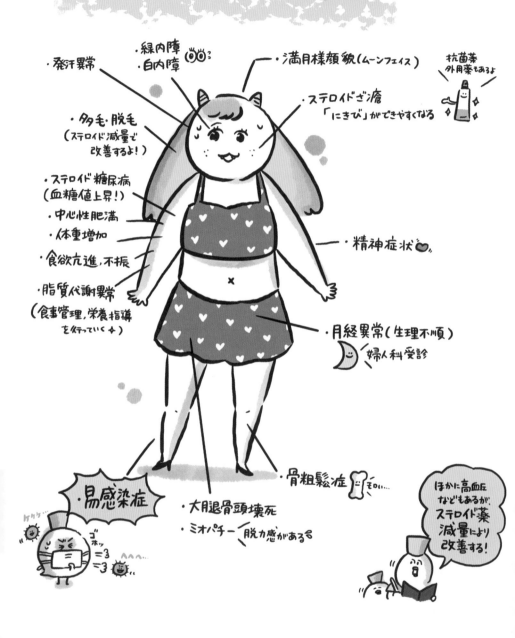

・発汗異常

・緑内障
・白内障

・満月様顔貌(ムーンフェイス)

抗菌薬
外用薬であるよ

・ステロイドざ瘡
「にきび」ができやすくなる

・多毛・脱毛
(ステロイド減量で
改善するよ!)

・ステロイド糖尿病
(血糖値上昇!)

・中心性肥満

・体重増加

・食欲亢進・不振

・脂質代謝異常
(食事管理,栄養指導
を行っていく♦)

・精神症状

・月経異常(生理不順)
婦人科受診

・骨粗鬆症 そわい...

・易感染症

ケケケ

ゴホッ
=3
=3

・大腿骨骨頭壊死

・ミオパチー 脱力感がある♪

ほかに高血圧
などもあるが
ステロイド薬
減量により
改善する!

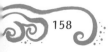

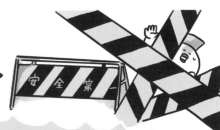

＜ステロイド服薬中の注意点＞

安全第一

内服薬を急にやめない！
→ ステロイド離脱症状を引き起こすため

副腎

内服時

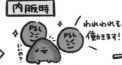

われわれも
働きます！

急にやめると...

・正常時副腎で
コルチゾールを分泌していた
（PSL換算で約5mg/日）

・ステロイド薬により
補助
・副腎さぼる

・ステロイド薬により、視床下部-下垂体
-副腎系が抑制されている状態で
急に中止 → コルチゾールが欠乏
（体の中のステロイドホルモンが
不足する）

▷ ステロイド離脱症状

- 頭痛
- 関節の痛み
- 血圧低下
- ショック
- 嘔気,嘔吐
- 発熱
- 意識障害
- 倦怠感
- 低血糖 など

最悪の場合,生命の
危険もあり得る...

炎症反応を
抑えられず...

注意

※とくに感染症合併時に急にステロイド薬を
中止すると... 症状が重症化することがある...
...むしろ感染時はステロイドを増やす
こともある...

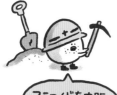

ステロイドを内服
している場合...

※ほかにも、手術などで
体にストレスがかかるときは,
ステロイドホルモンの急性期補充療法
を行う（急性副腎不全予防のため）
↳ "ステロイドカバー"と言う

手術侵襲
（小手術,中手術,
大手術）によって
ステロイドカバーの
量がちがう！

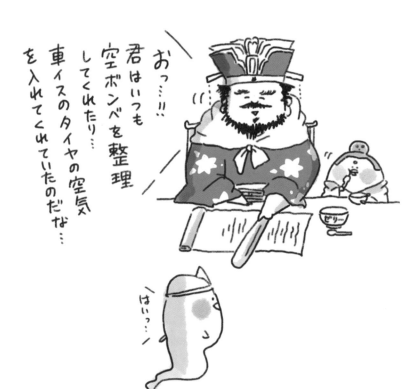

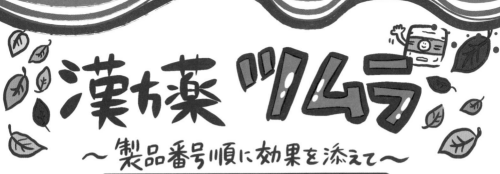

漢方薬 ツムラ

～製品番号順に効果を添えて～

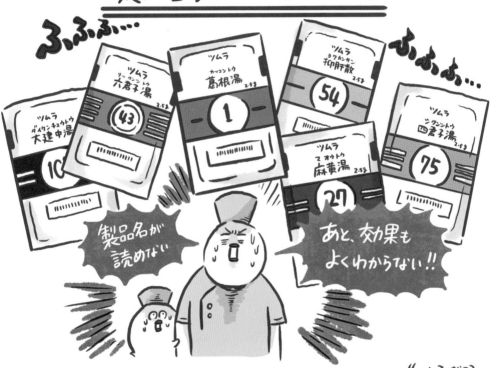

ふふふ…

ふふふ…

製品名が読めない

あと、効果もよくわからない!!

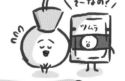

そーなの?

※今回、漢方薬ツムラを製品番号順に効果の説明のみ一覧にしました。

「用法用量」や「副作用」などは、ツムラの「くすりのしおり®」をご覧ください。

〈漢方って何？〉

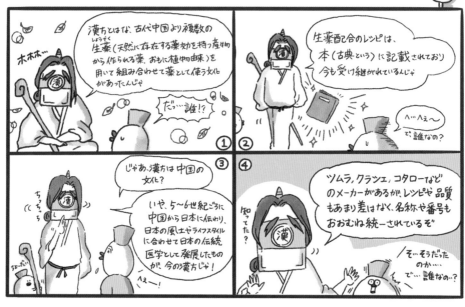

① 漢方とはな、古代中国より複数の生薬(天然に存在する薬効を持つ産物から作られる薬。おもに植物由来)を用いて組み合わせて薬として使う文化があったんじゃ

だっ…誰!?

木木木…

② 生薬配合のレシピは、本(古典という)に記載されており今も受け継がれているんじゃ

へ〜へぇ〜 で、誰なの?

③ じゃあ、漢方は中国の文化?

いや、5〜6世紀ごろに中国から日本に伝わり、日本の風土やライフスタイルに合わせて日本の伝統医学として発展したものが、今の漢方じゃ!

へぇ〜!

④ ツムラ、クラシエ、コタローなどのメーカーがあるが、レシピや品質もあまり差はなく、名称や番号もおおむね統一されているぞ

知ってた?

そーそうだったのか…… で……誰なの……?

〜アセスメントの方法「四診」〜

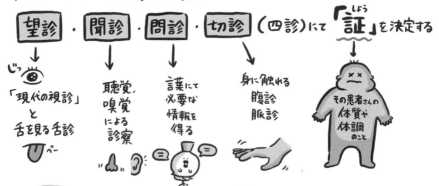

望診 ・ 聞診 ・ 問診 ・ 切診 (四診)にて「証」を決定する

望診 → じっ「現代の視診」と舌を見る舌診 べー

聞診 → 聴覚、嗅覚による診察

問診 → 諜にて必要な情報を得る

切診 → 身に触れる腹診脈診

証 → その患者さんの体質や体調のこと

☆「証」に従って治療や予防を行う。
……が、難しいので、ある程度、この症状には **コレ!!** という使い方を簡単に説明していくと…

そーれ

▶ 風邪

① 葛根湯 → 風邪のひき始め、肩こりにも

⑲ 小青竜湯 → 水様鼻汁、水様の痰に、鼻炎にも

㉗ 麻黄湯 → インフルエンザ治療にエビデンスあり

㉙ 麦門冬湯 → 切れにくい咳に

症状別によく使う
漢方薬①

※各漢方の効果は
後ろに一覧にして
います

▶ 便秘、腹部膨満

㊿ 潤腸湯

⑩⓪ 大建中湯 → イレウス後にも適応あり

⑫⑥ 麻子仁丸

▶ 下痢

⑭ 半夏瀉心湯

⑰ 五苓散

▶ 肥満

⑥② 防風通聖散

▶ 頭痛

⑰ 五苓散 → 二日酔い、むくみにも

㉛ 呉茱萸湯

㊼ 釣藤散

▶ 足がつる

⑥⑧ 芍薬甘草湯

症状別によく使う漢方薬②

※各漢方の効果は後ろに一覧にしています

▷食欲不振，疲労感に

㊶ 補中益気湯

㊸ 六君子湯

㊽ 十全大補湯

▷更年期，生理トラブル

㉓ 当帰芍薬散

㉔ 加味逍遙散

㉕ 桂枝茯苓丸

▷冷え，あかぎれ

㊳ 当帰四逆加呉茱萸生姜湯

▷排尿トラブル，むくみ

⑰ 五苓散

㊵ 猪苓湯 → 尿量減少，排尿痛，残尿感に

(107) 牛車腎気丸 → 高齢者の排尿困難，頻尿，むくみにも

▷精神症状，不安，喉のつまり感

⑫ 柴胡加竜骨牡蛎湯 → 神経衰弱

⑯ 半夏厚朴湯 → 喉や胸のつまり感に

㉖ 桂枝加竜骨牡蛎湯 → 神経衰弱

(54) 抑肝散 → 子どものかんしゃく，怒りやすい，イライラに

ちなみに…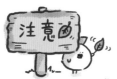

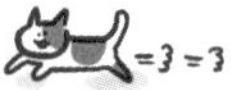

※ <u>甘草（カンゾウ）の主成分</u>：グリチルリチンは、偽性アルドステロン症を
起こし 浮腫・高血圧・低カリウム血症になる
可能性あり

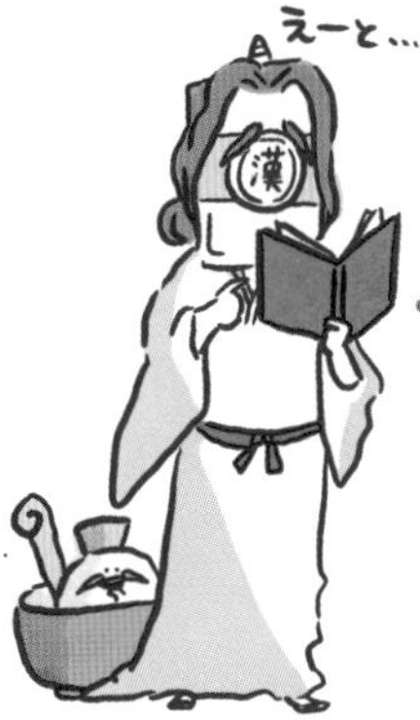

えーと…

"甘草" が入っているものは多く…

① （葛根湯）, ⑲ （小青竜湯）, ㉔ （加味逍遙散）

㉗ （麻黄湯）, ㉙ （麦門冬湯）, ㊳ （当帰四逆加呉茱萸
生姜湯）, ㊶ （補中益気湯）, ㊺ （釣藤散）,

�62 （防風通聖散） ㊽ （芍薬甘草湯）

など…

・※ 間質性肺炎を起こしやすい漢方は.

⑨ 小柴胡湯 が有名だが. ⑯ 柴朴湯 と ⑭ 柴苓湯 も
注意が必要で. 生薬では 黄芩 と 半夏 に 注意ㅅ

＜漢方のツムラ一覧①＞ ・001～014 ●=よく使用する漢方

製品番号順		
001「ツムラ葛根湯」 （ツムラ カッコントウ） ★風邪の引き始め、 鼻風邪、炎症性疾患、 肩コリ、上半身の神経痛 など	**002**「ツムラ葛根湯 加川芎辛夷」 （ツムラ カッコントウ カセンキュウシンイ） ★鼻づまり、蓄膿症、 慢性鼻炎の治療	**003**「ツムラ乙字湯」 （ツムラ オツジトウ） ★切れ痔、いぼ痔の 治療 イテテ…
005「ツムラ安中散」 （ツムラ アンチュウサン） ★神経性胃炎、慢性胃炎、 胃腸虚弱の治療	**006**「ツムラ十味敗毒湯」 （ツムラ ジュウミハイドクトウ） ★化膿性皮膚疾患・急性 皮膚疾患の初期、蕁麻疹、 急性湿疹、水虫の治療	**007**「ツムラ八味地黄丸」 （ツムラ ハチミジオウガン） ★泌尿器・生殖器などの 機能低下、下肢痛、腰痛 の治療
008「ツムラ大柴胡湯」 （ツムラ ダイサイコトウ） ★胃腸・肝臓などの炎症、 胃腸の機能低下、高血圧症、 蕁麻疹の治療	**009**「ツムラ小柴胡湯」 （ツムラ ショウサイコトウ） ★慢性肝炎における肝機 能障害の改善、気管支炎、 リンパ腺炎などの炎症性 疾患の治療など	**010**「ツムラ柴胡桂枝湯」 （ツムラ サイコケイトウ） ★発熱、汗の出ている風邪の 改善、胃腸や肝臓などの 機能障害に伴う、みぞおちの 痛みの治療
011「ツムラ柴胡桂枝 乾姜湯」 （ツムラ サイコケイシカンキョウトウ） ★更年期障害、神経症、 不眠症の治療	**012**「ツムラ柴胡加竜骨 牡蛎湯」 （ツムラサイコカリュウコツボレイトウ） ★腎機能の低下、精神不安、 動悸、いらいら、小児の夜泣き の治療	**014**「ツムラ半夏瀉心湯」 （ツムラ ハンゲシャシントウ） ★胃腸の炎症や機能低下、 口内炎、精神不安の治療

製品番号順		
015「ツムラ黄連解毒湯」 （ツムラオウレンゲドクトウ） ♥不眠症、イライラ、胃炎、 二日酔い、めまい、動悸、湿疹、 皮膚炎、皮膚のかゆみの治療	**016「ツムラ半夏厚朴湯」** （ツムラハンゲコウボクトウ） ♥精神不安で胃が痛んだり、 のどに物が詰まったような感じ。 つわり、咳、しわがれ声、不眠症 の治療	**017「ツムラ五苓散」** （ツムラゴレイサン） ♥むくみ、二日酔い、下痢、 嘔気、嘔吐、めまい、頭痛 の治療
018「ツムラ桂枝加 朮附湯」 （ツムラ ケイシカジュツブトウ） ♥関節痛、神経痛の 治療	**019「ツムラ小青竜湯」** （ツムラショウセイリュウトウ） ♥気管炎、気管支喘息、 風邪、鼻炎、アレルギー性鼻炎、 結膜炎の治療	**020「ツムラ防己黄耆湯」** （ツムラボウイオウギトウ） ♥腎機能の低下、肥満症、 関節炎、皮膚の炎症、むくみ、 タタ汗症、月経不順の治療
021「ツムラ小半夏加茯 苓湯」 （ツムランショウハンゲカブクリョウトウ） ♥つわり、そのほかの諸病に 伴う嘔吐の治療	**022「ツムラ消風散」** （ツムラショウフウサン） ♥分泌物が多く、かゆみの 強い慢性の皮膚病の治療	**023「ツムラ当帰芍薬散」** （ツムラ トウキシャクヤクサン） ♥貧血、倦怠感、更年期障害、 月経不順、月経痛、動悸、 妊娠中の諸症状の治療
024「ツムラ加味逍遙散」 （ツムラカミ ショウヨウサン） ♥冷え症、虚弱体質、 月経不順、月経痛、更年期 障害の治療	**025「ツムラ桂枝茯苓丸」** （ツムラ ケイシブクリョウガン） ♥子宮内膜炎などの炎症性 疾患、月経不順、月経痛、 更年期障害、打撲症、 冷え症の治療	**026「ツムラ桂枝加竜骨 牡蛎湯」** （ツムラケイシカリュウコツボレイトウ） ♥泌尿器や男性生殖器の 機能低下、精神不安、 小児のおねしょの治療

●漢方薬ツムラ

製品番号順

027「ツムラ麻黄湯」
（ツムラ マオウトウ）

✿ 風邪, インフルエンザ(初期),
喘息, 乳児の鼻づまり,
補乳困難の治療

028「ツムラ越婢加朮湯」
（ツムラ エッピカジュツトウ）

✿ 腎臓の機能低下, 関節
の腫れや痛み, 夜尿症,
湿疹の治療

029「ツムラ麦門冬湯」
（ツムラ バクモンドウトウ）

✿ 痰の切れにくい咳,
気管支炎, 気管支喘息の治療

030「ツムラ真武湯」
（ツムラ シンブトウ）

✿ 胃腸の機能低下, 消化
不良, 精神不安や動悸,
老人の皮膚のかゆみの治療

031「ツムラ呉茱萸湯」
（ツムラ ゴシュユトウ）

✿ 頭痛, 嘔吐の治療

032「ツムラ人参湯」
（ツムラ ニンジントウ）

✿ 胃腸機能の低下,
つわりの治療

033「ツムラ大黄牡丹皮湯」
（ツムラ ダイオウボタンピトウ）

✿ 月経不順, 月経痛,
便秘, 痔の治療

034「ツムラ白虎加人参湯」
（ツムラ ビャッコカニンジントウ）

✿ のどの渇きとほてりの
ある人の治療

035「ツムラ四逆散」
（ツムラ シギャクサン）

✿ 胃炎, 鼻炎, 気管支炎,
神経症, イライラ, 胆のう炎,
胆石症の治療

大柴胡湯症と
小柴胡湯症との中間証
※証については, P.162参照

036「ツムラ木防已湯」
（ツムラ モクボウイトウ）

✿ 咳を伴う呼吸困難,
心臓性喘息, むくみの治療

037「ツムラ半夏白朮天麻湯」
（ツムラ ハンゲビャクジュッテンマ
トウ）

✿ 胃腸虚弱で下肢が冷え,
めまい, 頭痛などがある人の
治療

038「ツムラ当帰四逆加呉
茱萸生姜湯」
（ツムラ トウキシギャクカゴ
シュユショウキョウトウ）

✿ しもやけ, 頭痛, 下腹部痛,
腰痛の治療

製品番号順

039「ツムラ苓桂朮甘湯」
（ツムラリョウケイジュツカントウ）

💊 神経症、イライラ、めまい、動悸、息切れ、頭痛の治療

イライラ

040「ツムラ 猪苓湯」
（ツムラ チョレイトウ）

💊 下半身のむくみ、残尿感、腎疾患、尿路疾患に伴う諸症状、下痢の治療

041「ツムラ補中益気湯」
（ツムラホチュウエッキトウ）

💊 夏やせ、病後の体力増強、食欲不振、胃下垂、風邪、痔、子宮下垂などの治療

ホ〜ッソ

043「ツムラ六君子湯」
（ツムラリックンシトウ）

💊 胃腸の機能低下、食欲不振、胃痛、嘔吐の治療

ごはん いいや〜

045「ツムラ 桂枝湯」
（ツムラケイトウ）

💊 体力が衰えたときの風邪の初期の治療

ゴホ かぜかな…

046「ツムラ七物降下湯」
（ツムラシチモツコウカトウ）

💊 高血圧に伴う症状（のぼせ、肩コリ、耳鳴り、頭重）の治療

047「ツムラ 釣藤散」
（ツムラ チョウトウサン）

💊 中年以降、または高血圧傾向の慢性に続く頭痛の治療

ズキ ズキ

048「ツムラ十全大補湯」
（ツムラジュウゼンタイホトウ）

💊 病後の体力低下、寝汗、疲労倦怠、食欲不振、手足の冷え、貧血の治療

体力 落ちた…

050「ツムラ荊芥連翹湯」
（ツムラケイガイレンギョウトウ）

💊 蓄膿症、慢性鼻炎、慢性扁桃炎、にきびの治療

051「ツムラ潤腸湯」
（ツムラジュンチョウトウ）

💊 便秘の治療

漢方の名前からもイメージできるね…

052「ツムラ薏苡仁湯」
（ツムラヨクイニントウ）

💊 関節痛、筋肉痛の治療

イ… イタイ…

053「ツムラ疎経活血湯」
（ツムラソケイカッケツトウ）

💊 関節痛、神経痛、腰痛、筋肉痛の治療

イ…イタイ…

● 漢方薬ツムラ

169

製品番号順

054「ツムラ抑肝散」
（ツムラヨクカンサン）

神経症、不眠症、小児夜泣きや、疳の虫の治療

/「疳の虫」とは「かんしゃく」のこと

055「ツムラ麻杏甘石湯」
（ツムラ マキョウカンセキトウ）

小児喘息、気管支喘息の治療

ゼェゼェ…

056「ツムラ五淋散」
（ツムラゴリンサン）

頻尿、排尿痛、残尿感の治療

トイレ！

057「ツムラ温清飲」
（ツムラウンセイイン）

月経不順、月経痛、更年期障害、神経症の治療

058「ツムラ清上防風湯」
（ツムラセイジョウボウフウトウ）

にきびの治療

059「ツムラ治頭瘡一方」
（ツムラヂヅソウイッポウ）

湿疹の治療

060「ツムラ桂枝加芍薬湯」
（ツムラケインカシャクヤクトウ）

腹痛を伴う排便異常、腹痛の治療

イテテ

061「ツムラ桃核承気湯」
（ツムラトウカクジョウキトウ）

月経不順、月経痛、月経時や産後の精神不安、腰痛、便秘などの治療

062「ツムラ防風通聖散」
（ツムラボウフウツウショウサン）

高血圧に伴う症状（動悸、肩こり、のぼせ）、肥満症、むくみ、便秘の治療

063「ツムラ五積散」
（ツムラゴシャクサン）

胃腸炎、腰痛、神経痛、関節痛、月経痛、頭痛、冷え症、更年期障害、風邪の治療

064「ツムラ炙甘草湯」
（ツムラシャカンゾウトウ）

体力がおとろえて、疲れやすい人の動悸、息切れの治療

ハァハァ…

065「ツムラ帰脾湯」
（ツムラキヒトウ）

貧血、不眠症の治療

血色悪いよ…

〈漢方のツムラ一覧⑥〉 ・066～077

製 品 番 号 順		

066「ツムラ参蘇飲」
（ツムラジンソイン）

⛩ 風邪、咳の治療

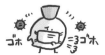

067「ツムラ女神散」
（ツムラニョンシサン）

⛩ 産前産後などの神経症、月経不順の治療

のぼせ、めまいのある人に

068「ツムラ芍薬甘草湯」
（ツムラシャクヤクカンゾウトウ）

⛩ こむらがえりなどの急激に起こる筋肉のけいれんを伴う痛み、筋肉・関節痛、胃痛、腹痛の治療

069「ツムラ茯苓飲」
（ツムラブクリョウイン）

⛩ 胃痛、胃腸虚弱、胸やけの治療

胃がイタイ…

070「ツムラ香蘇散」
（ツムラコウソサン）

⛩ 胃腸虚弱で神経質な人の風邪の初期の治療

ゲホ…

071「ツムラ四物湯」
（ツムラシモツトウ）

⛩ 産後あるいは流産後の疲労回復、月経不順、冷え症、しもやけ、しみの治療

ひえる…

072「ツムラ甘麦大棗湯」
（ツムラカンバクタイソウトウ）

⛩ 夜泣き、ひきつけの治療

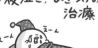
えーん ぐー

073「ツムラ柴陥湯」
（ツムラサイカントウ）

⛩ 咳、咳による胸痛の治療

ゴホゴホ

074「ツムラ調胃承気湯」
（ツムラチョウイジョウキトウ）

⛩ 便秘の治療

075「ツムラ四君子湯」
（ツムラシクンシトウ）

⛩ 胃腸虚弱、慢性胃炎、胃のもたれ、嘔吐、下痢の治療

食欲ない…

076「ツムラ竜胆瀉肝湯」
（ツムラリュウタンシャカントウ）

⛩ 排尿痛、残尿感、尿の濁り、おりものの治療

イタッ…

077「ツムラ芎帰膠艾湯」
（ツムラキュウキキョウガイトウ）

⛩ 痔出血の治療

血…!

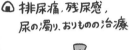

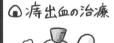

●漢方薬ツムラ

製品番号順

078「ツムラ麻杏薏甘湯」
（ツムラマキョウヨクカントウ）

関節痛, 神経痛,
筋肉痛の治療

079「ツムラ平胃散」
（ツムラヘイイサン）

胃腸の機能低下,
消化不良, 食欲不振の治療

080「ツムラ柴胡清肝湯」
（ツムラサイコセイカントウ）

小児の神経症,
慢性扁桃炎, 湿疹の治療

081「ツムラ二陳湯」
（ツムラニチントウ）

嘔気, 嘔吐の治療

082「ツムラ桂枝人参湯」
（ツムラケイシニンジントウ）

頭痛, 動悸, 慢性
胃腸炎, 胃腸虚弱の治療

083「ツムラ抑肝散
加陳皮半夏」
（ツムラヨクカンサンカチンピハンゲ）

神経症, 不眠症, 小児
夜泣きや疳の虫(かんのむし)の
治療

084「ツムラ大黄甘草湯」
（ツムラダイオウカンゾウトウ）

便秘症の治療

085「ツムラ神秘湯」
（ツムラシンピトウ）

小児喘息, 気管支喘息,
気管支炎の治療

086「ツムラ当帰飲子」
（ツムラトウキインシ）

慢性湿疹(分泌物が少ない)
かゆみの治療

通常冷え症の
人に用いる

087「ツムラ六味丸」
（ツムラロクミガン）

排尿困難, 頻尿,
むくみ, かゆみの治療

088「ツムラ二朮湯」
（ツムラニジュツトウ）

五十肩の治療

089「ツムラ治打撲一方」
（ツムラヂダボクイッポウ）

打撲によるはれや
痛みの治療

製品番号順		
090「ツムラ清肺湯」 （ツムラ セイハイトウ） 🐰 痰の多く出る咳の 治療	**091「ツムラ竹筎温 胆湯」** （ツムラチクジョウンタントウ） 🐰 インフルエンザ、風邪、肺炎などの 回復期に熱が長びいたり、 また、平熱になっても気分が さっぱりせず、咳や痰が多くて 安眠できない人の治療	**092「ツムラ滋陰至宝湯」** （ツムラジインシホウトウ） 🐰 虚弱な人の慢性の 咳・痰の治療
093「ツムラ滋陰降火湯」 （ツムラジインコウカトウ） 🐰 のどにうるおいがなく、痰 が出なくて咳こむ人の治療	**095「ツムラ五虎湯」** （ツムラゴコトウ） 🐰 咳、気管支喘息 の治療	**096「ツムラ柴朴湯」** （ツムラサイボクトウ） 🐰 小児喘息、気管支喘息、 気管支炎、咳、不安感の治療
097「ツムラ大防風湯」 （ツムラダイボウフウトウ） 🐰 下肢の関節リウマチ、 慢性関節炎、痛風の治療	**098「ツムラ黄耆建中湯」** （ツムラオウギケンチュウトウ） 🐰 虚弱体質、病後の衰弱、 寝汗の治療 身体虚弱で 疲労しやすい人に！	**099「ツムラ小建中湯」** （ツムラショウケンチュウトウ） 🐰 小児虚弱体質、疲労倦怠、 神経質、慢性胃腸炎、小児 のおねしょ、夜泣きの治療
100「ツムラ大建中湯」 （ツムラダイケンチュウトウ） 🐰 腸が冷えて痛み、 腹部膨満感のある人の 治療	**101「ツムラ升麻葛根湯」** （ツムラショウマカッコントウ） 🐰 風邪の初期、皮膚炎の 治療 風邪 かな…？	**102「ツムラ当帰湯」** （ツムラトウキトウ） 🐰 背中の寒冷を覚え、 腹部膨満感や腹痛の ある人の治療 ブル

製品番号順		
103「ツムラ酸棗仁湯」 （ツムラサンソウニントウ） 🥕心身が疲れ、弱って眠れない人の治療	**104「ツムラ辛夷清肺湯」** （ツムラシンイセイハイトウ） 🥕鼻づまり、慢性鼻炎、蓄膿症の治療 ズズ…	**105「ツムラ通導散」** （ツムラツウドウサン） 🥕月経不順、月経痛、更年期障害、腰痛、便秘、打ち身（打撲）などの治療
106「ツムラ温経湯」 （ツムラウンケイトウ） 🥕月経不順、月経痛、おりもの、更年期障害、不眠、神経症、湿疹、足腰の冷え、しもやけの治療	**107「ツムラ牛車腎気丸」** （ツムラゴシャジンキガン） 🥕下肢痛、腰痛、しびれ、老人のかすみ目、かゆみ、排尿困難、頻尿、むくみの治療	**108「ツムラ人参養栄湯」** （ツムラニンジンヨウエイトウ） 🥕病後の体力低下、疲労倦怠、食欲不振、寝汗、手足の冷え、貧血の治療 ふ〜…
109「ツムラ小柴胡湯加桔梗石膏」 （ツムラショウサイコトウカキキョウセッコウ） 🥕扁桃炎、扁桃周囲炎の治療 あ〜ん…	**110「ツムラ立効散」** （ツムラリッコウサン） 🥕抜糸後の痛みや歯痛の治療 イタタタ…	**111「ツムラ清心蓮子飲」** （ツムラセイシンレンシイン） 🥕残尿感、頻尿、排尿痛の治療 ムム…
112「ツムラ猪苓湯合四物湯」 （ツムラチョレイトウゴウシモツトウ） 🥕排尿困難、排尿痛、残尿感、頻尿の治療 ムム…	**113「ツムラ三黄瀉心湯」** （ツムラサンオウシャシントウ） 🥕高血圧に伴う症状（のぼせ、肩こり、耳鳴り、頭重、不眠、不安）鼻血、痔出血、便秘、更年期障害などの治療	**114「ツムラ柴苓湯」** （ツムラサイレイトウ） 🥕水瀉性下痢、急性胃腸炎、夏バテ、むくみの治療 💩水様性の下痢のことだよ!!

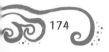

＜漢方のツムラ一覧⑩＞ ・115〜126

製品番号順

115「ツムラ胃苓湯」
（ツムライレイトウ）

☕ 食あたり、夏バテ、冷え腹、急性胃腸炎、腹痛の治療

116「ツムラ茯苓飲合半夏厚朴湯」
（ツムラブクリョウインゴウハンゲコウボクトウ）

☕ 不安神経症、神経性胃炎、つわり、胸やけ、胃炎の治療

117「ツムラ茵蔯五苓散」
（ツムラインチンゴレイサン）

☕ 嘔吐、蕁麻疹、二日酔いのむかつき、むくみの治療

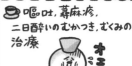

118「ツムラ苓姜朮甘湯」
（ツムラリョウキョウジュツカントウ）

☕ 腰痛、腰の冷え、夜尿症の治療

119「ツムラ苓甘姜味辛夏仁湯」
（ツムラリョウカンキョウミシンゲニントウ）

☕ 気管支炎、気管支喘息、動悸、腎臓病の治療

120「ツムラ黄連湯」
（ツムラオウレントウ）

☕ 急性胃炎、二日酔い、口内炎の治療

121「ツムラ三物黄芩湯」
（ツムラサンモツオウゴントウ）

☕ 手足のほてりの治療

122「ツムラ排膿散及湯」
（ツムラハイノウサンキュウトウ）

☕ 患部が赤く腫れて痛みを伴った化膿症の治療

123「ツムラ当帰建中湯」
（ツムラトウキケンチュウトウ）

☕ 月経痛、下腹部痛、痔の治療

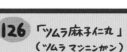
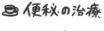

124「ツムラ川芎茶調散」
（ツムラセンキュウチャチョウサン）

☕ 風邪、頭痛などの治療

125「ツムラ桂枝茯苓丸加薏苡仁」
（ツムラケイシブクリョウガンカヨクイニン）

☕ 月経不順、にきび、しみ、手足の荒れの治療

126「ツムラ麻子仁丸」
（ツムラ マシニンガン）

☕ 便秘の治療

〈漢方のツムラ一覧⑪〉 ・127〜501

製品番号順

127「ツムラ麻黄附子細辛湯」
（ツムラマオウブシサイシントウ）

風邪、気管支炎の治療

128「ツムラ啓脾湯」
（ツムラケイヒトウ）

胃腸虚弱、慢性胃腸炎、消化不良、下痢の治療

133「ツムラ大承気湯」
（ツムラダイジョウキトウ）

便秘、高血圧、神経症、食当たりの治療

134「ツムラ桂枝加芍薬大黄湯」
（ツムラケイシカシャクヤクダイオウトウ）

急性腸炎、便秘、腹痛を伴う排便異常などの治療

135「ツムラ茵蔯蒿湯」
（ツムラインチンコウトウ）

黄疸、肝硬変、蕁麻疹、口内炎などの治療

肝臓

136「ツムラ清暑益気湯」
（ツムラセイショエッキトウ）

夏バテ（食欲不振、下痢、全身倦怠）、夏やせの治療

137「ツムラ加味帰脾湯」
（ツムラカミキヒトウ）

貧血、不眠症、精神不安、神経症の治療

138「ツムラ桔梗湯」
（ツムラキキョウトウ）

扁桃炎、扁桃周囲炎の治療

あ〜ん…

501「ツムラ紫雲膏」
（ツムラシウンコウ）

やけど、痔の痛み、肛門裂傷の治療

赤紫色の軟膏剤です

176

参考文献

1) 佐藤達夫監. 新版からだの地図帳. 東京, 講談社, 2013, 214p.
2) 内田陽子. らくらく学べて、臨床に生かせる解剖生理ポイントブック. 第2版. 東京, 照林社, 2019, 156p.
3) 岡崎貴仁ほか監. かんテキ脳神経：患者がみえる新しい「病気の教科書」. 大阪, メディカ出版, 2019, 424p.
4) 西崎統監. オールカラー看護師のための早引き検査値の読み方事典. 東京, ナツメ社, 2012, 304p.
5) 今津嘉宏. ねころんで読める漢方薬：やさしい漢方入門書／ナースと研修医が知っておきたい漢方のハナシ. 大阪, メディカ出版, 2017, 160p.
6) 藤田浩. リスクマネジメントに役立つ改訂版最新輸血のケアQ＆A. 第2版. 東京, 照林社, 2008, 135p.
7) 岩尾憲明. 看護現場での疑問にこたえるQ＆Aでわかる輸血ケア. 東京, 医歯薬出版, 2018, 132p.
8) 藤本一満. "血液ガス分析". Smart nurse Books 06：やりなおしの検査値・パニック値対応：疾患・場面別見逃してはいけない検査値はコレだ！. 前川芳明編. 大阪, メディカ出版, 2011, 23-31.
9) 諏訪部章編. ナースが行う検査手技どうする?なぜする?Q＆A. 東京, 照林社, 2016, 75p.
10) 越智理香. "解熱鎮痛薬". 知らないと危ない!病棟でよく使われる「くすり」. 荒木博陽編. 東京, 照林社, 2018, 68-79.
11) 鈴木麻矢. "ステロイド薬". 前掲書10), 134-47.
12) 村上美好監. 写真でわかる輸血の看護技術：輸血療法を安全に、適正に実施するために. 東京, インターメディカ, 2008, 98p.
13) 長嶺貴一編. 早わかり画像のみかた. 大阪, メディカ出版, 2011, 136p.
14) 鎮目美代子ほか監. ひと目でわかるスーパービジュアル看護技術. 東京, 成美堂出版, 2015, 255p.
15) 猪又克子ほか監. Photo＆Movie臨床看護技術パーフェクトナビ：DVD付き. 東京, 学研メディカル秀潤社, 2008, 340p.
16) 藤田智恵美. "血液ガス分析(検体採取の介助)". 完全版ビジュアル臨床看護技術ガイド. 坂本すがほか監. 東京, 照林社, 2015, 89-94.
17) 中西雅代. "輸血の準備・実施". 前掲書16), 272-85.
18) 坂井建雄. からだの不思議がめちゃくちゃよくわかる!人体キャラクター図鑑. 東京, 日本図書センター, 2015, 80p.
19) 医療情報科学研究所. 看護技術がみえる vol.2：臨床看護技術. 東京, メディック・メディア, 2013, 62-5, 174-89.
20) 西崎統監. 看護師のための早引き検査値・パニック値ハンドブック. 東京, ナツメ社, 2014, 464p.
21) 日本赤十字医薬品情報. http://www.jrc.or.jp/mr/, (2020年8月閲覧).
22) 健康なときの大腸の働き. 大正製薬商品情報サイト. https://brand.taisho.co.jp/colac/benpi/daichou/, (2020年8月閲覧).
23) 医療用漢方製剤. ツムラ. https://www.tsumura.co.jp/products/g_medical/, (2020年8月閲覧).
24) 厚生労働省. 第2回血漿分画製剤の供給のあり方に関する検討会資料：資料3-2免疫グロブリン製剤の効能効果一覧(PDF). https://www.mhlw.go.jp/stf/shingi/2r9852000001dj72-att/2r9852000001djhc.pdf, (2020年8月閲覧).
25) 添付文書. 献血ベニロン－I. https://medical.teijin-pharma.co.jp/iyaku/product/skhk4v0000000sso-att/skhk4v0000000ssy.pdf, (2020年8月閲覧).
26) 白仁成昭ほか. 絵本：地獄. 宮次男監. 東京, 風濤社, 1980, 32p.

索　引

著 者
中山有香里

平成21年に看護師国家試験に合格。同年から、大学病院の呼吸器内科・感染症内科に配属。平成26年より医療法人まつおかクリニックに勤務。平成27年より看護師兼イラストレーターとして活動する。

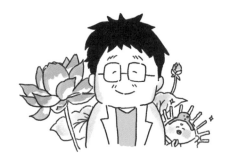

監 修
小林正尚

平成23年に医師国家試験に合格。初期研修後、奈良県立医科大学の総合診療科に入局。新潟での修行期間も経て、今は奈良県の東の方で地域医療を実践中。総合内科専門医になった。

自分閻魔帳－ズルカン 3

2020年10月10日発行　第 1 版第 1 刷
2022年 2 月10日発行　第 1 版第 5 刷

著　者　中山 有香里

発行者　長谷川 翔

発行所　株式会社メディカ出版
　　　　〒532-8588
　　　　大阪市淀川区宮原 3 - 4 - 30
　　　　ニッセイ新大阪ビル16F
　　　　https://www.medica.co.jp/

編集担当　詫間大悟／出路賢之介
装　　幀　小守いつみ（HON DESIGN）
印刷・製本　株式会社シナノ パブリッシング プレス

Ⓒ Yukari NAKAYAMA, 2020

ISBN978-4-8404-7264-7　　Printed and bound in Japan

当社出版物に関する各種お問い合わせ先（受付時間：平日 9：00～17：00）
●編集内容については、編集局 06-6398-5048
●ご注文・不良品（乱丁・落丁）については、お客様センター 0120-276-591

おわりに

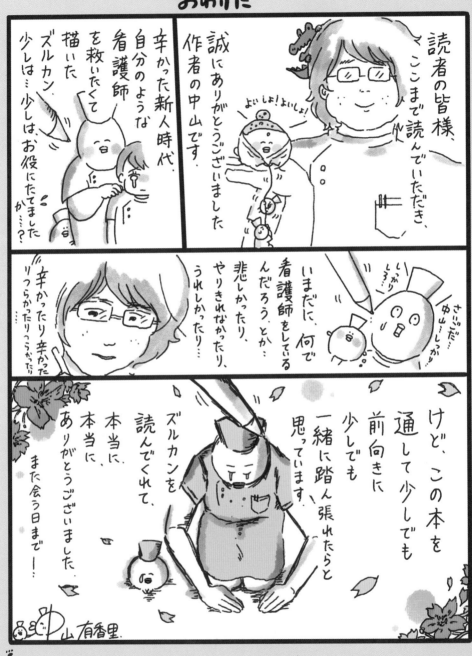

読者の皆様、
ここまで読んでいただき、
誠にありがとうございました
作者の中山です。

辛かった新人時代、
自分のような
看護師
を救いたくて
描いた
ズルカン。
少しは…少しは…お役にたてましたか…？

いまだに、何で
看護師をしている
んだろう、とか…
悲しかったり、
やりきれなかったり、
うれしかったり…

"辛かったり辛かった
りつらかったりつらかったり"

けど、この本を
通して少しでも
前向きに少しでも
一緒に踏ん張れたらと
思っています。

ズルカンを読んでくれて、
本当に、本当に
ありがとうございました。
また会う日まで―…

中山 有香里